Dr. Mark Harper

# Rein ins kalte Wasser!

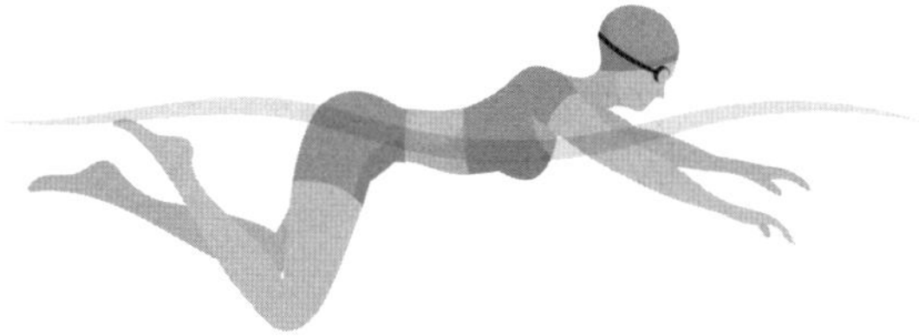

Dr. Mark Harper

# Rein ins kalte Wasser!

Warum das Schwimmen in kaltem Wasser nicht nur körperlich fit macht, sondern auch mental stärkt

Aus dem Englischen übersetzt von Rotraud Oechsler

VAK Verlags GmbH
Kirchzarten bei Freiburg

Titel der Originalausgabe: *Chill*
ISBN der Originalausgabe: 978-1-79721376-7


**Hinweise des Verlags**
Verlag und Übersetzerin haben sich um eine geschlechtergerechte Sprache bemüht. Die englische Sprache kennt keine weiblichen und männlichen Formen von Substantiven, für den deutschen Text mussten daher Anpassungen vorgenommen werden. Dieses Buch dient der Information über Möglichkeiten der Gesundheitsvorsorge. Wer sie anwendet, tut dies in eigener Verantwortung. Autor und Verlag beabsichtigen nicht, Diagnosen zu stellen oder Therapieempfehlungen zu geben. Die hier vorgestellten Vorgehensweisen sind nicht als Ersatz für professionelle Behandlung bei ernsthaften Beschwerden zu verstehen.

Bibliografische Information der Deutschen Nationalbibliothek
Die Deutsche Nationalbibliothek verzeichnet diese Publikation in der Deutschen Nationalbibliografie; detaillierte bibliografische Daten sind im Internet über http://dnb.d-nb.de abrufbar.

VAK Verlags GmbH
Eschbachstr. 5
79199 Kirchzarten
Deutschland
www.vakverlag.de


Übersetzung: Rotraud Oechsler
Lektorat: Nadine Britsch
Layout: Richard Kiefer
Umschlag: Sabine Fuchs, München
Satz & Druck: Friedrich Pustet GmbH & Co. KG, Regensburg
Printed in Germany
ISBN: 978-3-86731-265-3

# Inhaltsverzeichnis

# Vorwort des Autors

Im Jahr 1760, mehr als zwei Jahrhunderte, bevor ich meine Zehen zum ersten Mal in die eiskalten Meeresfluten vor Brighton tauchte, veröffentlichte der angesehene Arzt Dr. Richard Russell seine berühmte „Dissertation on the use of sea water in the diseases of the glands: Particularly the scurvy, jaundice, King's-evil, leprosy and the glandular consumption" (zu Deutsch etwa: „Wissenschaftliche Arbeit über die Anwendung von Meerwasser bei Drüsenerkrankungen: Insbesondere Skorbut, Gelbsucht, Skrofulose, Lepra/Aussatz und der Halsdrüsen-Schwindsucht").

Als Teil seiner therapeutischen Maßnahmen empfahl Dr. Russell Betroffenen, regelmäßig im Meer zu schwimmen und danach mehrere Flaschen Meerwasser mit einer Mischung aus „Sauerhonig mit Meerzwiebeln", einem wirksamen Abführmittel, zu trinken.

Die meisten von Dr. Russells Forderungen sind vielleicht etwas übertrieben – und zugegebenermaßen ziemlich ungenießbar –, doch ich bezweifle nicht, dass er bei seinen Untersuchungen und Behandlungen tatsächlich positive Wirkungen festgestellt hat.

Ich habe ähnliche Wirkungen mit eigenen Augen gesehen.

Seit Dr. Russells Glanzzeiten haben unsere Kenntnisse der Physiologie erhebliche Fortschritte gemacht. Wir haben jetzt zum Beispiel eine Erklärung für seine Beobachtungen bezüglich des Schwimmens im offenen Meer, insbesondere bei einer Wassertemperatur von unter 20° Celsius. Wir wissen auch mehr darüber, was mit dem Körper geschieht, wenn er kaltem Wasser ausgesetzt wird, wie er sich an den dadurch verursachten Stress gewöhnt und wie regelmäßiges Schwimmen in kaltem Wasser dazu beitragen kann, mit den nachteiligen Auswirkungen des modernen Lebens zurechtzukommen – von chronischen Schmerzzuständen und Osteoarthritis bis zu Migräne, Depressionen und Angstzuständen.

Natürlich will ich damit nicht suggerieren, dass das Baden im Meer alle die von Dr. Russell beschriebenen Vorteile bietet. Ebenso wenig empfehle ich, sich nach seiner Radikalkur zu richten, die aus Aderlass und Trinken von Meerwasser besteht, neben der Einnahme einer Tinktur aus Brechwurz, verdünntem Mariendistelextrakt, Meerzwiebel, Knochenasche, rohem Eigelb mit Eiweißschaum, Zimt und Kandiszucker. Ehrlich gesagt kann ich nicht versprechen, dass das Kaltwasserschwimmen definitiv gegen ein bestimmtes Symptom oder ein Leiden hilft, wie viele Stunden auch immer sich jemand im Wasser aufhält. Im Gegensatz zu Dr. Russell glaube ich nicht, dass das allein eine Art universelle Heilmethode darstellt.

Wissenschaftliche Nachweise und Erzählungen aus erster Hand belegen jedoch, dass es eine wirksame therapeutische Methode ist, wenn es zusammen mit anderen Formen medizinischer Interventionen und konsequenten Veränderungen von Lebensgewohnheiten einhergeht, für die es vielleicht der Katalysator ist.

Auf den folgenden Seiten berichte ich von diesen Nachweisen und jenen Geschichten, welche die sehr realen, lebensverändernden gesundheitlichen Wirkungen des regelmäßigen Eintauchens in gemäßigte bis eiskalte Gewässer deutlich veranschaulichen. Der Grund dafür ist, dass das Schwimmen im kalten Wasser eine Reihe der besten und wirksamsten Aspekte der Präventivmedizin und, was noch wichtiger ist, eines gesunden Lebensstils miteinander verquickt. Das Kaltwasserschwimmen führt zu sofortigen – und nachhaltigen – Verbesserungen der Gesamtgesundheit und des allgemeinen Wohlbefindens in drei wesentlichen Kategorien: Neuorientierung, Veränderung und Verbindung.

Wer es betreibt, berichtet von einer Gesamtverbesserung sowohl der physischen als auch der psychischen Gesundheit. Unter anderem kommt es zur Blutdrucksenkung, zur Eindämmung von Entzündungen und zur Linderung chronischer Schmerzen sowie zu Gewichtsabnahme, besserem Schlaf und einer aktiveren und optimistischeren Perspektive. Als Tüpfelchen auf dem I kommen dazu Vorteile, zu denen eine größere Widerstandskraft und ein bedeutenderer Platz in der Gemeinschaft gehören, wodurch die soziale Isolation verringert wird und ein verbindendes Gefühl von Fürsorge und Zugehörigkeit entsteht. Das Kaltwasserschwimmen verbessert die Selbstwirksamkeit, hilft dabei, Erfolgsgefühle selbst zu erzeugen, und ist eine gute Gelegenheit, sich im Freien aufzuhalten, was per se unser gesamtes Wohlbefinden verbessert. Außerdem macht es Spaß, und das ist ganz wichtig. All das verleiht unserem System Schwung und sorgt für einen Neustart von Körper und Geist – der erste Schritt, um sich belebt und erfrischt zu fühlen und in der Folge ein gesünderes und erfüllteres Leben zu genießen.

Das Buch besteht aus drei Teilen: In Teil I, *Die transformierende Kraft des Wassers*, erkläre ich in einfachen Worten, inwiefern das Schwimmen in kaltem Wasser das allgemeine Wohlbefinden verbessert – einschließlich ein paar wissenschaftlicher Erkenntnisse zu Eisbädern und Kaltwasseranpassung. In Teil II, *Kaltwasserschwimmen – Das Programm*, gebe ich Ratschläge für das Kaltwasserschwimmen selbst. Dazu gehören das Erstellen eines Plans, das Finden von Gleichgesinnten, die richtige Ausrüstung und vor allem, wie man dabei vorgeht: rein ins Wasser und wieder raus, nass und wieder trocken werden und sich aufwärmen. In Teil III, *Die Kaltwasser-Schwimmkur*, kommen Menschen mit inspirierenden Geschichten zu Wort, wie durch konsequentes Kaltwasserschwimmen die Symptome einer Reihe von psychischen und körperlichen Krankheiten gebessert wurden, etwa Depressionen und Trauma, chronische Schmerzen, Migräne, Fibromyalgie und Autoimmunerkrankungen.

Wenn Sie nun bereit sind, den Sprung ins kalte Wasser zu wagen, dann lassen Sie uns eintauchen.

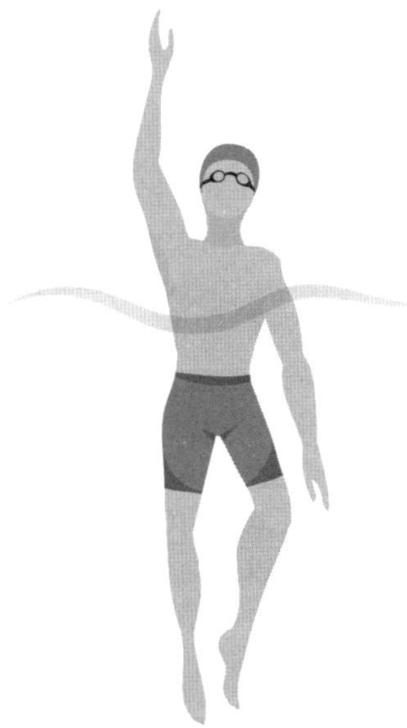

TEIL I

# DIE TRANSFORMIERENDE KRAFT DES WASSERS

KAPITEL 1

# Das ist ja komisch

## Meine Offenbarungserlebnisse im kalten Wasser

**Ich bin schon immer geschwommen.**

Als junger Mann arbeitete ich mehrere Sommer als Rettungsschwimmer an den Stränden des englischen Seebades Brighton. Zum Glück kamen die Schwimmerinnen und Schwimmer, für deren Schutz ich verantwortlich war, nie in echte Schwierigkeiten. Tatsächlich musste ich mich kein einziges Mal in die Brandung wagen, hauptsächlich deshalb, weil in den 1980er-Jahren weder ich, noch viele meiner Landsleute das Bedürfnis zu haben schienen, einen Fuß ins kalte Wasser zu setzen.

Als ich älter wurde und in meiner medizinischen Laufbahn vorankam, setzte ich mein Training in Londons Schwimmbädern fort. Nach meiner Facharztausbildung zum Anästhesisten kehrte ich 2003 nach Brighton zurück und arbeitete in dieser Position. Damals begann ich mit dem Schwimmverein Brighton, dem ältesten seiner Art in England, zu trainieren. Freudig nutzte ich das beheizte Bad in vollem Umfang, das ganzjährig geöffnet war – mit Ausnahme von zwei Wochen im Sommer. Als mein alter Freund Jasper mich über diese geringfügige Unannehmlichkeit klagen hörte, schlug er mir vor, mich der Gruppe des Vereins anzuschließen, die – zu meiner beträchtlichen Überraschung – ungeachtet der Temperatur das ganze Jahr über im Ärmelkanal schwamm.

Überzeugt von meinen Fähigkeiten und nicht im Mindesten besorgt darüber, dem im wörtlichen und im übertragenen Sinn eventuell nicht gewachsen zu sein, war ich bei dem Gedanken, im kalten Wasser zu schwimmen, doch ein wenig beunruhigt. Ich war an das Schwimmen in beheizten Becken gewohnt und wusste, wie kalt das Meer war, da ich regelmäßig etwas widerwillig am jährlichen Pier-to-Pier-Wettschwimmen des Vereins teilgenommen hatte.

Trotzdem schloss ich mich eines Morgens im August 2004 etwa einem Dutzend meiner Landsleute an und wappnete mich für das, was mir, wie ich wusste, bevorstand.

Die herrlich stimmungsvollen Zeilen in Iris Murdochs Roman *Das Meer, das Meer* gingen mir durch den Kopf, als ich mich dem Wasser näherte. „Vor innerer Bewegung zitternd, riss ich mir die Kleider vom Leibe und ging ins Meer hinein. Der Kälteschock, dann die Wärme, dann die kräftige, sanfte Bewegung der Wellen, die mich leicht hochhoben – alles das war wie eine schreckliche Erinnerung an das Glück."

Erfreulicherweise musste ich mir die Kleider nicht vom Leib reißen – wir hatten eine düstere, aber zweckmäßige Umkleide –, doch die Gefühle und Wahrnehmungen entwickelten sich genauso, wie Murdoch es beschrieben hatte.

Bevor ich die kräftige, sanfte Bewegung der Wellen, die mich leicht hochhoben, geschweige denn die Wärme oder das Glück genießen konnte, musste ich den sehr realen Kälteschock ertragen. Um den kommt man nicht herum. Ins kalte Wasser zu steigen, ist ein Schock und es ist Stress. Anstatt sich jedoch als Nachteil zu erweisen, obwohl ich das in dem Moment nicht bemerkte, ist dieses unmittelbare Gefühl und die tief empfundene physiologische Wirkung genau der Grund dafür, warum Kaltwasserschwimmen und andere Formen von Kältetherapien Symptome und Komplikationen bei chronischen und akuten physischen und psychischen Erkrankungen so unglaublich wirksam verringern.

Wenn man in kaltes Wasser steigt, spürt man, wie die Kälte über jedem Zentimeter des Körpers zusammenschlägt, von den Fußsohlen bis zur Nasenspitze. Bei Wassertemperaturen von bis zu 20° Celsius kommt es zu einer maximalen Gefäßverengung der Haut, eine raffinierte Art, den

Blutgefäßen mitzuteilen, dass sie komplett dichtmachen sollen, um den Körper vor der Kälte zu schützen. Gleichzeitig erhöhen sich Herzfrequenz und Blutdruck, wenn man ins kalte Wasser steigt, da Adrenalin und Noradrenalin ins Blut ausgeschüttet werden.

Bei Menschen, die es nicht gewohnt sind, wirkt sich kaltes Wasser auch dramatisch auf die Atmung aus. Zuerst wird ein tiefer, unwillkürlicher Atemzug ausgelöst. Wer schon einmal versehentlich oder auch absichtlich ins kalte Wasser gesprungen ist, kennt das tiefe reflexartige Einatmen, bevor man untertaucht. Ist der Kopf wieder über Wasser, kommt es zu einer schnellen Atmung oder Hyperventilation, die selbst abgehärtete Wasserratten nicht vermeiden können.

Die daraus folgende Ausdehnung des Herzens – vor allem der Herzvorhöfe – führt zur Freisetzung eines Hormons, des sogenannten atrialen natriuretischen Peptids (ANP). Einfach ausgedrückt signalisiert es den Nieren, mehr Wasser abzugeben, was die Blase füllt und denjenigen, die im kalten Wasser schwimmen, das etwas unangenehme Gefühl vermittelt, Wasser lassen zu müssen.

Auch wenn es schwer zu glauben ist, dieser ganze Stress kann gut für Sie sein.

## Das ist ja komisch

Als ich früher im Meer geschwommen bin, war es dabei immer um Wettschwimmen oder Herumblödeln mit Freunden gegangen. Dies war nun die erste Gelegenheit, bei der ich das mit einer Art von Bewusstsein für die Empfindungen meines Körpers und für meine unmittelbare Umgebung machte. Seitdem betrachte ich das immer als das erste Schwimmen meiner Schwimm-„Karriere“ im Freien.

Als ich aus dem Wasser auftauchte, erinnerte ich mich an die Worte eines anderen Schriftstellers, Isaak Asimov, und dessen Beobachtung: „Die spannendste Phrase in der Wissenschaft ist nicht ‚Heureka‘, sondern ‚Das ist komisch‘.“ Ich nahm eine Reihe verschiedener Empfindungen wahr: Meine Fingerspitzen waren taub, und ich hatte verdächtig wenig Kraft in den Händen sowie ein insgesamt vermindertes Körpergefühl. Meine Füße fühlten sich durch das Laufen über die ungleichmäßigen Kieselsteine am Strand auch irgendwie unangenehm an. Und doch erinnere ich mich deutlich daran, dass ich dachte: *Hm. Das ist ja komisch. Ich fühle mich richtig gut.*

Es weckte meine Neugier, wie sich kaltes Wasser positiv auf den menschlichen Körper auswirken könnte. Das primäre Ziel des Körpers ist es, die lebenswichtigen Organe – den „Körperkern" – in einer sehr geringen Schwankungsbreite von 36,6 bis 37,5° Celsius zu halten. Ist die äußere Umgebung kühl und erzeugt der Körper keine Wärme durch Bewegung, dann legt er die Blutversorgung in der Körperperipherie lahm – also die Haut und (inaktiven) Muskeln, die relativ kalt werden, um den Kern zu schützen und warmzuhalten.

Wer auf dem Operationstisch in Narkose ist, bei dem bricht dieses Isolationssystem jedoch zusammen, da die Narkosemittel den Teil des Nervensystems blockieren, der für die Regulierung der Körpertemperatur zuständig ist. Das verursacht eine Unterkühlung des Körperkerns und die lebenswichtigen Organe funktionieren nicht mehr optimal. Unter normalen Umständen ist das keine große Sache, aber nach dem Stress einer Operation kann es ernste Konsequenzen haben. Daher verwenden Anästhesisten wie ich speziell konzipierte Warmluftgebläsedecken, um Patienten während der Operation warmzuhalten.

Je mehr ich über die physiologische Reaktion auf Eisbäder las, desto mehr erinnerte ich mich an die physiologische Reaktion des Körpers auf eine Operation. Das ergibt Sinn, denn beide sind evolutionsbedingte Stressreaktionen. Von daher reagiert der Körper auf diese Herausforderungen genauso wie er auf jede andere Art von Stress reagiert, ob wir nun unter dem Messer liegen, von einem Säbelzahntiger gejagt werden oder zu einem wichtigen Termin zu spät kommen.

Während sich die Stressreaktion zu unserem Schutz und unserer Heilung entwickelt hat, kommt es zu einer Überreaktion von Stress nach einer Operation, was die Nebenwirkungen der Hypothermie, der Unterkühlung, verschlimmern kann. Und so stellte ich mir die Frage, ob es möglich wäre, die Stressreaktion von Menschen, die sich operieren lassen müssen, auf ein „physiologisches" Niveau abzusenken und so das Risiko von Komplikationen zu verringern, indem man dem Körper beibringt, wie er sich durch das Schwimmen in kaltem Wasser an den Kältestress anpassen kann – statt diese Reaktion ein „pathologisches" Niveau erreichen zu lassen. Je häufiger der

Körper niedrigen Temperaturen ausgesetzt ist, desto weniger intensiv reagiert er darauf und empfindet den Stress als lebensbedrohlich.

Und so wurde aus meinem anfänglichen „Das ist ja komisch"-Moment eine Arbeitstheorie über eine therapeutische Intervention. Wenn Menschen vor einer Operation ein Kaltwasser-Anpassungsprogramm durchlaufen würden, so meine Hypothese, könnten sie das Ausmaß der Stressreaktion auf den Körper senken, was ihre Erholung maximieren und beschleunigen würde. Im Jahr 2012 veröffentlichte ich in der Fachzeitschrift *Medical Hypotheses* eine Arbeit, in der ich auf diese Theorie hinwies. Sie hatte den Titel: „Extreme Preconditioning: Cold Adaptation Through Sea Swimming as a Means to Improving Surgical Outcomes" (zu Deutsch etwa: „Extremvorbehandlung: Kälteanpassung durch Schwimmen im Meer als Mittel zur Verbesserung von Operationsergebnissen").

Je mehr ich jedoch über diese Theorie nachdachte, desto mehr verhärtete sich mein Verdacht, dass die Kaltwasseranpassung ähnliche psychische und körperliche gesundheitliche Vorteile weit außerhalb des Operationssaals bringen könnte. Ich verband meinen Beruf mit meiner neuentdeckten Leidenschaft und begann das Kaltwasserschwimmen zu untersuchen – und zu praktizieren –, in der Hoffnung, daraus eine therapeutische Maßnahme für viele der heute am häufigsten vorkommenden chronischen Leiden und Krankheiten zu entwickeln.

## Eine (kurze) Geschichte der Kaltwassertherapie

Ich bin sicher nicht der Erste, der sich für die positiven Auswirkungen von kaltem Wasser auf unsere seelische und körperliche Gesundheit einsetzt. Auch Dr. Richard Russell war es in der Tat nicht. Historisch betrachtet wurde Wasser schon immer als grundlegend für unsere Gesundheit und unser Wohlbefinden erachtet – in geistiger, körperlicher und spiritueller Hinsicht. Hippokrates, der allgemein als der „Vater der westlichen Medizin" gilt, glaubte, dass die Wassertherapie die Trägheit verringert und handelt das und mehr in seiner Schrift *Von Luft, Wasser und Örtlichkeit* ab.

Die alten Griechen setzten sehr großes Vertrauen in die Heilkräfte des Meeres und der marinen Umwelt. Platon behauptete, das Meer könne alle Leiden heilen, während Euripides verkündete, „das Meer wäscht alle Übel des Menschen ab". Hippokrates, Platon und auch Aristoteles – sie alle empfahlen heiße Meerwasserbäder, denn in der griechischen Medizin glaubte man, Wasser habe „austreibende Eigenschaften", die Abfall und Unreinheiten aus dem Körper auswaschen konnten. Mit dem Eintauchen in das Kaltwasserbecken (sogenanntes Frigidarium) kamen die Römer der „Kaltwasserkur" sogar noch näher. Cato der Ältere, zum Beispiel, gab seinen Sklaven eine Mischung aus Wein und Meerwasser, um ihre erschöpften Energien wiederherzustellen. Jahrhunderte später steckte Thomas Jefferson seine Füße jeden Morgen in kaltes Badewasser, um „bei guter Gesundheit zu bleiben".

Doch die Bedeutung von Wasser erstreckt sich über die westliche medizinische Tradition hinaus. Es spielt in vielen Religionen eine bedeutende Rolle, etwa im Christentum, Buddhismus, Islam, Judentum und Hinduismus. Heilige Quellen und Wassergottheiten finden sich überall auf der Welt und sie durchziehen die Geschichte.

Vielleicht waren ein griechischer Arzt, der vor mehr als zwei Jahrtausenden lebte, und ein Arzt aus meiner Heimatstadt vor 250 Jahren wirklich einer Sache auf der Spur, als sie die ganzheitlichen Vorzüge von Wasser priesen. Das Baden im Meer erlebte im späten 18. Jahrhundert um die Zeit herum, als der Badeanzug erfunden wurde, einen Höhepunkt an Beliebtheit. Aufgrund der vermeintlichen gesundheitlichen Vorzüge des Schwimmens im Meer wurden ganze Gemeinschaften gegründet. Brighton selbst wurde vom verschlafenen Fischerdorf zum bevorzugten Erholungsort des Prinzregenten – des späteren George IV. – und seines Hofstaates. Da die meisten Menschen nicht schwimmen konnten, wurden Frauen von sogenannten „Tauchern" ins Wasser gebracht, die „Bademaschinen" nutzten, um ihnen ins Wasser hinein- und wieder herauszuhelfen. Diese Taucher waren in gewisser Weise die Vorläufer der heutigen Rettungsschwimmer. Die berühmteste und vom Prinzregenten und im Ort sehr geschätzte Taucherin war eine Frau namens Martha Gunn. Er vertraute ihr sogar seine kleine Tochter Prinzessin Charlotte an, die sie ins Wasser bringen durfte. Ich schwimme mit einem von Gunns Nachkommen, Paul Smith, der, sehr passend, eine Schwimmschule betreibt, in der Menschen das Schwimmen im Meer lernen und wo mehr Rettungsschwimmer als in fast jedem anderen einzelnen Zentrum im Vereinigten Königreich ausgebildet werden.

Selbst vor zehn Jahren noch wurde es als exzentrisch angesehen, dass ich das ganze Jahr über im Meer schwimme. Im Laufe der letzten paar Jahre erlebte das Kaltwasserschwimmen jedoch einen erheblichen Zulauf, sowohl in Bezug auf die Wettbewerbe – wie Eisschwimmen, Marathonschwimmen, Winterschwimmen und Triathlon –, als auch auf das allgemeine „wilde Schwimmen", also einfach das Schwimmen um des Schwimmens willen.

Mit wachsender Beteiligung kamen auch erneute und begeisterte Behauptungen bezüglich der physiologischen und psychologischen gesundheitlichen Vorzüge des Kaltwasserschwimmens auf. Jene, die im Winter schwimmen, behaupten, sie wären seltener krank als jene, die nicht schwimmen, obwohl die Nachweise dafür zu wünschen übriglassen. In Kombination mit Atemtechniken scheint die Gewöhnung an das kalte Wasser die Immunreaktion des Körpers auf eindringende Krankheitserreger zu verändern, doch die klinischen Konsequenzen sind bis jetzt noch nicht klar.

Dennoch hat das Kaltwasserschwimmen das Potenzial, die Symptome einer breiten Palette von Krankheiten zu bessern – wenn auch vielleicht nicht aller „Drüsenerkrankungen", wie Russell das seinerzeit behauptete. Zweifellos erzeugt es ein enormes Gefühl von Energie und Wohlbefinden. Ich schwimme seit 17 Wintern im Meer, und es ist für mich noch immer keine angenehme Erfahrung, bei einer Außentemperatur von unter -10°C ins Wasser zu gehen. Ich bin jedoch süchtig nach der damit verbundenen „Euphorie" und dem nicht zu leugnenden Gefühl der Hautverjüngung und der unerschütterlichen Kraft, deren Dauer und Ausmaß umgekehrt proportional zur Wassertemperatur zu sein scheint. Russell schrieb über eine ähnliche Wirkung auf mürrische Jungen[1]:

> *Mir waren oft Jungen gebracht worden, die schwach und blass waren, mit langen Haaren, die über den Hals hinunter hingen, und die äußerst sorgfältig eingepackt waren, damit die Kälte die zarten Geschöpfe nicht umbrachte, der Körper verweichlicht von der Hitze der Kleidung und nächtlichem Schweiß. Ich habe sie zu ihren Eltern zurückgeschickt, mit abgeschnittenen Haaren, blankem Hals und einer kräftigen jugendlichen Haltung, nachdem ich sie ihre Gliedmaßen durch das Baden im Meer habe kräftigen lassen.*

Ich weiß, dass das auch auf mich zutrifft und vereinzelt auf andere Menschen. Ich weiß, wie gut ich mich nach dem Schwimmen im kalten Wasser fühle. Und daher fragte ich mich, ob das Kaltwasserschwimmen nicht auch eine wirksame Behandlungsmethode bei Depressionen sein könnte.

## Sarah, die BBC und die Kaltwassertherapie

Interessanterweise kamen viele der Studien, die ich über die Physiologie der Kälteadaptation gelesen habe, von Professor Mike Tipton und seinem Team in Portsmouth, etwa 80 Kilometer östlich von Brighton. Mike, ein versierter und erfolgreicher Forscher, ist Chefredakteur von *Experimental Physiology*, der Fachzeitschrift der Physiologischen Gesellschaft, und Mitglied sowohl der britischen Ärzteorganisation Royal Society of Medicine als auch der Physiological Society. Für seinen Beitrag zur Erforschung der Physiologie in extremen Lebensräumen wurde er von der englischen Königin mit dem MBE (Member of the Order of the British Empire) ausgezeichnet, einem britischen Ritterorden. Er hat sozusagen das Standardwerk über die Physiologie der Kaltwasseranpassung verfasst.

Mike und ich lernten uns 2013 kennen, als ich einen Freund bei der Erforschung der Auswirkungen vom Schwimmen in kaltem Wasser auf das Immunsystem unterstützte. Ich erzählte ihm, auf welch großartige Weise seine Forschung meine Arbeit prägte und erklärte meine Theorie, dass die Kaltwasseradaptation bei der Behandlung von Depressionen hilfreich sein könnte.

Nicht lange nach diesem Gespräch nahm Chris van Tulleken, ein bekannter Fernseharzt in England, im Grunde genommen der Dr. Oz des Vereinigten Königreichs, Kontakt mit Mike auf. (Dr. Oz ist in dieser Funktion in den USA berühmt; Anm. d. Übers.) Chris war auf der Suche nach Ideen für eine neue Dokumentationsreihe mit dem Titel *The Doctor Who Gave Up Drugs* (zu Deutsch etwa: „Der Arzt, der keine Medikamente mehr verschreibt"). Mike erzählte Chris von meiner Theorie, und dieser beschloss, für die erste Sendung einen Beitrag zu drehen, in dem jemand, der an Depressionen leidet, das Kaltwasserschwimmen erstmals als Alternative zur Medikamenteneinnahme ausprobiert.

Sarah, die im Alter von 15 Jahren die Diagnose Depressionen erhalten hatte, verbrachte fast zehn Jahre mit und ohne Antidepressiva, nahm auch Prozac und Citalopram, was ihr zwar half, doch schließlich zu einer emotionalen Erstarrung führte. Sie war verzweifelt wegen ihrer kleinen Tochter Evie, die nicht mit dem Bild vor Augen aufwachsen sollte, dass ihre Mutter Medikamente nimmt, meldete sich auf eine Anzeige, die sie bei ihrem Arzt sah, und stellte sich freiwillig für Chris' Fernsehsendung zur Verfügung.

„An meinen schlimmsten Tagen wollte ich einfach nur in einem dunklen Zimmer sitzen“[2], sagt Sarah in dem Beitrag. „Ich habe es geschafft weiterzuarbeiten, aber das war es auch schon. Ich habe jede Art von Geselligkeit gemieden.“

Nach dem Selbstmord ihres Vaters fiel sie in eine noch tiefere Depression, und ihr Arzt verschrieb ihr eine höhere Dosierung. Dann setzte sie die Tabletten ab, als sie schwanger wurde und zum ersten Mal seit Jahren fühlte sie sich glücklich und optimistisch – bis sechs Monate nach der Geburt ihrer Tochter ihr Bruder an einer Überdosis starb. „Die alten Gefühle kamen zurück“, sagt sie, „und ich landete wieder bei Citalopram.“

Geplant war, in Mikes speziell konzipiertem „Endlos“-Schwimmbecken an der University of Portsmouth zu beginnen. Sie und Chris würden im Laufe des Tages vier bis sechs „statische“ Schwimmzüge in einem Becken mit Gegenstromanlage machen – und sich dazwischen vollständig aufwärmen –, sodass sie sich an die Kälte gewöhnen konnte. Am nächsten Tag würde sie ihr erstes Kaltwasserschwimmen in einem nahegelegenen See „in freier Wildbahn“ absolvieren.

Es war völlig verständlich, dass Sarah es als sehr herausfordernd empfand, in das kalte Wasser von Mikes Pool zu steigen. Nach dem zweiten Durchlauf gab sie beinahe auf. „Das Wasser war so kalt“, sagt sie. „Ich begann zu hyperventilieren. Es nahm mich emotional sehr mit, und nach dem zweiten Schwimmen brach ich zusammen.“ Sarah war jedoch hochmotiviert, sie wollte von ihren Medikamenten loskommen und schließlich schaffte sie es an diesem Tag, viermal ins Wasser zu gehen. Beim dritten Mal begann sie das kalte Wasser tatsächlich zu genießen.

Am nächsten Morgen brachte Chris Sarah zum See, wo Heather und ich – sie ist ein erfahrenes Mitglied von Mikes Forschungsteam – uns ihnen zur Unterstützung anschlossen. Als wir hüfttief im See standen, konnte ich spüren, wie nervös und zögerlich Sarah war. „Denk an Evie“, sagte ich zu ihr. Dann konnte sie loslassen und verhielt sich wie ein Fisch im Wasser. Sofort kehrten ihr Stolz und ihr Mut zurück und sie überwand ihre Furcht vollkommen. Draußen im kalten Wasser zu schwimmen, umgeben von der Natur, erfüllte sie mit Freude. Wir vier schwammen gemeinsam Bahnen. Nach ungefähr vier Bahnen spürte ich die Kälte, aber Sarah wollte weitermachen. Als sie schließlich aus dem Wasser kam, bestand sie nur noch aus Begeisterung und Lächeln. „Innerhalb von einer oder zwei Minuten“, sagt sie, „fühlte ich mich ruhiger und schwamm schließlich zwanzig Minuten. Ich wollte gar nicht raus. Ich fühlte mich danach pudelwohl. Ich war Feuer und Flamme.“

Nach dieser Erfahrung schwamm Sarah weiterhin einmal in der Woche im See und begann sogar damit, zu Hause kalt zu baden. Im Laufe der nächsten paar Monate reduzierte sie ihre Citalopram-Dosis und setzte schließlich alle Medikamente ab.

Ich habe immer noch meine Höhen und Tiefen“, sagt sie, „aber das Schwimmen hilft mir, damit fertigzuwerden. Es hat alle meine Einstellungen verändert. Ich war mit Evie in Mutter-Kind-Gruppen – etwas, worüber ich vorher nicht einmal nachdenken konnte. Schwimmen und Geselligkeit haben mir mehr geholfen als die Tabletten das je konnten.“

Die BBC strahlte die Folge am 15. September 2016 und Ende 2021 aus. Sarah nahm immer noch keine Medikamente und hat sogar ein weiteres Kind bekommen. „Auch wenn mir die Kälte am Anfang nicht gefiel“, sagt sie in dem Beitrag, „die Wirkung, die sie hatte, war, als würde mir eine Last von den Schultern genommen.“

Das ist die Erfahrung von nur einer Betroffenen, doch ich weiß gar nicht, wie viele Menschen mir erzählten, dass sie durch Sarahs Geschichte im Fernsehen dazu inspiriert wurden, das Kaltwasserschwimmen zumindest als einen Teil ihres Behandlungsprogramms für die psychische Gesundheit aufzunehmen.

## Die Geburt des Kaltwasserschwimmens

Ganze drei Jahre nachdem das Programm zum ersten Mal in der BBC ausgestrahlt wurde, nahm ein Ausbilder von Rettungsschwimmern und

Mitglied der Küstenwache namens Mike Morris Kontakt mit mir auf. Mike erkannte, wie positiv es sich auswirken könnte, Gruppenkurse im Meeresschwimmen für Menschen mit Angststörungen und Depressionen anzubieten.

An einem schönen Herbsttag trafen wir uns zum Essen in Bristol und stellten eine grobe Übersicht für das zusammen, was zu unserem achtteiligen Kaltwasserschwimmprogramm für Menschen mit Angststörungen und Depressionen wurde. Ein wesentlicher Bestandteil unserer ursprünglichen Vorstellung war die Forschungskomponente. Wir beabsichtigten, konkrete Zahlen und Fakten zu sammeln, um die Einzelberichte über die Vorzüge des Kaltwasserschwimmens zu ergänzen, damit wir es der Ärzteschaft präsentieren konnten. Wir beschlossen, die Kältetherapie in Devon durchzuführen, in der Nähe von Mikes Wohnort, da die Strände dort offiziell beaufsichtigt waren. Damit sind sie für jeden Schwimmer bei fast jedem Wetter sicher.

Mit seiner Begeisterung und Energie sowie der Unterstützung der örtlichen Ärzteschaft gelang es Mike, einen geringen Förderbetrag sicherzustellen – gerade ausreichend, um einen Kurs für fünfzehn Menschen auf die Beine zu stellen. Anfang 2020 waren wir gerade startklar, als die COVID-19-Pandemie ausbrach. Wir mussten also jeden einzelnen Teil sowie die Art der Durchführung unserer Forschungsarbeit in Übereinstimmung mit den Beschränkungen des Lockdowns und den Abstands- bzw. Kontaktregeln umgestalten.

Schließlich begannen wir im Juli 2020 mit dem ersten Teil.

Ich leitete das Forschungsteam und Mike arbeitete mit den Teilnehmern. Er war nervös, überzeugt, dass niemand käme – oder wenn doch, dass niemand ins Wasser gehen würde. Zu seiner großen Erleichterung kamen alle 15 Teilnehmer, sie plantschten wirklich herum und alle waren, nach Mikes Worten, gleichermaßen „aufgeregt und begeistert“, raus ins Meer zu kommen.

Und es kam noch besser, denn der Erfolg dieser kleinen Pilotstudie kurz nach Dr. van Tullekens Programm in der BBC führte zur weiteren finanziellen Förderung und auch einem zweiten Durchgang von Kältetherapiekursen. Diese liefen nach demselben Format von September bis

Dezember 2020. Insgesamt nahmen 61 Menschen daran teil und 57 schlossen den Kurs ab, der aus acht Terminen über einen Zeitraum von acht Wochen bestand.

Was haben wir bei diesen beiden Programmen herausgefunden? Wie bei Sarah reduzierte das Kaltwasserschwimmen die Stärke der Depressionen und Angstzustände bei den Betroffenen erheblich und verbesserte ihre Fähigkeit zur gesellschaftlichen Teilhabe, sowohl am Arbeitsplatz als auch zu Hause. Äußerst beeindruckend war auch, dass, wie schon bei Sarah, die Verbesserung der psychischen Gesundheit selbst drei Monate *nach* den beendeten Kursen auf einem beträchtlichen Stand blieb.

Seither findet das Kaltwasserschwimmprogramm dauerhaft und regelmäßig statt. Seit September 2021 haben jede Woche mehr als 200 Menschen an den Kursen teilgenommen. Inzwischen gibt es sieben aktive Zentren im ganzen Land, und Ende 2022 sollten wir uns der Anzahl von 20 genähert haben. Wenn Mike mit Teilnehmerinnen und Teilnehmern spricht, sagt mindestens ein Drittel von ihnen, dass das Kaltwasserschwimmen ihr Leben verändert habe. Eine Frau, Kirsty, schickte uns kürzlich eine wunderbare – aber nicht untypische – Nachricht zusammen mit Selfies vor und nach dem Schwimmen: „Ich war fertig, richtig fertig. Und ich wollte euch bildlich zeigen, was ihr bei mir und in meinem Leben bewirkt habt. Es ist wie Zauberei, wirklich. Danke für alles."

## Die Kaltwasserschwimmkur

In den Jahren 2018 und 2019 führte unser Forschungsteam – das unabhängig von der Kaltwassertherapie arbeitet und mit Mike Tipton, Heather und anderen an der University of Portsmouth zusammenarbeitet – eine Umfrage unter Freiwasserschwimmern durch, um besser zu verstehen, wie sie ihre Gesundheit wahrnehmen, und um quantitativ zu bestimmen, in welchem Ausmaß das Schwimmen im Freien Einfluss auf ihre selbst angegebenen, vorhandenen psychischen und körperlichen Symptome hatte. Auf die über die Outdoor Swimming Society (Gesellschaft für das Schwimmen im Freien) online durchgeführte Befragung gingen mehr als 700 Antworten ein und die Symptome wurden in fünf Kategorien eingestuft:

Psychische Gesundheit, Bewegungsapparat und Verletzungen, neurologische Beschwerden, Herz-Kreislauf- und Blutkrankheiten sowie andere Erkrankungen. Die Ergebnisse legen die Wahrscheinlichkeit nahe, dass das Schwimmen im Freien dreimal so häufig „einen gewissen Einfluss“ auf die Gesundheit in allen medizinischen Kategorien hat als „gar keinen Einfluss“. Die Wahrscheinlichkeit erhöhte sich um den Faktor 44 für die psychische Gesundheit, um den Faktor 5 für den Bewegungsapparat und Verletzungen sowie auf das mehr als Vierfache für die anderen Erkrankungen. Insgesamt stellten wir fest, dass das Schwimmen im Freien als positiver Einfluss auf die Gesundheit und den Rückgang der Symptome in allen Kategorien außer der neurologischen wahrgenommen wurde.

Im August 2004, an dem Morgen, als ich zum ersten Mal ins kalte Wasser stieg, wusste ich nicht, dass ich die Kälte brauchte. Ich wusste nur, dass ich schwimmen musste. Nachdem ich ziemlich lange gebraucht hatte, bis ich schließlich ganz im Wasser war (eine Gewohnheit, die ich immer noch pflege), schnappte ich nach Luft, hyperventilierte, fühlte den Kälteschock. Ich hatte definitiv das Gefühl einer verstärkten nervösen Erregung, doch sobald ich wieder normal atmen konnte, überließ ich mich ganz den unruhigen Fluten. Ich schwamm seitlich vom berühmten Palace Pier in Brighton bis zum oberen Ende, einmal herum, durch einen der Bögen und wieder zurück zum Ufer. Als ich mich auf die Erfahrung einließ, begann ich das Gefühl des kalten Wassers, die Energie der kleinen Wellen und die großartige Weite eines scheinbar unbegrenzten Pools, der nicht durch Wände aus Glas und Beton eingeschränkt wurde, zu genießen. Zum Glück wurden die Auswirkungen auf Nieren und Blase als unerwartet dringendes Bedürfnis erst vollends deutlich, als ich nach etwa einer Stunde wieder zurück an Land war.

An diesem Tag traf ich David zum ersten Mal. David, ein exzentrischer, liebenswerter und intelligenter Mann, ist der „alte Mann des Meeres“ im Schwimmverein von Brighton; sein Urgroßvater war eines der Gründungsmitglieder. Sein Wissen über die Strömungen und Bedingungen der Gewässer von Brighton haben enzyklopädische Ausmaße. David versicherte mir freundlich, dass ich mich nicht nur an die Kälte gewöhnen würde; ich würde süchtig danach werden.

Wie kalt oder grausig das Wetter auch sein mag, die bloße Erwartung des fantastischen Gefühls bringt mich immer wieder dazu, auch im tiefsten Winter ins Wasser zu gehen.

Er lag nicht ganz richtig. Damals nicht und auch heute nicht. Ich finde es immer noch unangenehm, mitten im Winter ins Wasser zu gehen. Doch ich bin süchtig nach dem Gefühl, das ich den ganzen Tag habe, wenn ich danach wieder an Land bin. Wie kalt oder grausig das Wetter auch sein mag, die bloße Erwartung des fantastischen Gefühls bringt mich immer wieder dazu, auch im tiefsten Winter ins Wasser zu gehen. Wie schlecht auch immer es mir beim Eintauchen geht, es geht mir immer besser, wenn ich das Wasser wieder verlasse. Jene ersten beiden Wochen im August wurden zu meinem ersten Winter, und aus diesem ersten Winter wurden 17 Jahre, die immer noch weitergehen.

Und so ist es auch bei Sarah, Solveig und Grant und einer Vielzahl anderer Fans des Kaltwasserschwimmens, deren Bekanntschaft Sie auf den folgenden Seiten machen werden und die diese Gewohnheit als wirksame therapeutische Maßnahme betrachten.

Seit der ersten „Kältebehandlung" bin ich überzeugt davon, dass die Kaltwasser-Schwimmkur eine sich selbst tragende „Therapie" ist. Ich bin davon überzeugt, dass alle, die daran teilnehmen, wie ich Feuer und Flamme für die Kälte sein werden und es auf eigene Faust fortsetzen. Daher ist es besonders erfreulich, dass mehr als zwei Drittel von ihnen drei Monate nach ihrem ersten Bad weiterhin alleine oder in verschiedenen Gruppen schwimmen. Das Großartige daran ist, dass diese Menschen nicht nur weiterhin von den Vorteilen des Kaltwasserschwimmens für die psychische Gesundheit profitieren, sondern auch den körperlichen Nutzen durch die regelmäßige Bewegung genießen. Zwei Schwimmer haben dem Kurs einen Teil ihrer erfolgreichen erheblichen Gewichtsabnahme (mehr als 14 kg) zugeschrieben und konnten den Diabetes bzw. Prädiabetes überwinden mit einer Rückkehr zu normalen Blutzuckerwerten.

Im Laufe der Zeit konnten wir durch offizielle Befragungen und persönliche Geschichten belegen, dass das Kaltwasserschwimmen jedem Menschen über alle medizinischen Kategorien hinweg vielfachen Nutzen für die psychische und körperliche Gesundheit bietet, ungeachtet von Geschlecht, Alter oder medizinischer Vorgeschichte. Unsere Forschungsarbeit, auf die ich in diesem Buch detailliert eingehe, hebt nicht nur das Bedürfnis hervor, körperlich aktiv zu bleiben, sondern auch das Potenzial des Kaltwasserschwimmens, die Veränderungen zum Besseren in Bezug auf Gesundheit und Wohlbefinden zu unterstützen.

Weil die Anhänger des Kaltwasserschwimmens bei dieser Praxis bleiben, überwinden sie, um Murdochs Worte sinngemäß wiederzugeben, den anfänglichen Kälteschock und können die sanfte Hebebewegung der Wellen mit der Zeit genießen, die willkommene Glücksgefühle, Selbstbestimmung und Befreiung ins Gedächtnis ruft – eine Bewegung, die sie sicher und zuverlässig in einem neu belebten Zustand wiedergefundener Gesundheit und persönlichem Wohlbefinden das Ufer wieder erreichen lässt.

### „REZEPT" FÜR DAS KALTWASSERSCHWIMMEN

## Schreiben Sie Ihre medizinische Vorgeschichte und Ihre Erwartungen auf

Bevor ich neue Teilnehmerinnen und Teilnehmer mit ins kalte Wasser nehme, bitte ich sie in der Regel, einen Fragebogen auszufüllen. Das hilft mir zu verstehen, wie sich spezielle körperliche und psychische Zustände durch das Kaltwasserschwimmen bessern lassen können.

Ich glaube, dass das auch den Betroffenen hilft, dies für sich selbst abzuwägen und einzuschätzen. Schreiben Sie Ihre medizinische Vorgeschichte auf, bevor Sie sich das erste Mal ins Wasser wagen. Welche Ihrer gesundheitlichen Probleme sind am hartnäckigsten? Nennen Sie einige der Symptome und wie es Ihnen dabei körperlich, geistig und seelisch geht. Und schließlich – was erwarten Sie von Ihrer persönlichen Kaltwasser-Schwimmkur? Wie möchten Sie sich nach dem ersten Schwimmen fühlen? Und nach dem zehnten?

KAPITEL 2

# Vitalisierung und Verjüngung

## Kaltwasserschwimmen – eine besondere Erfahrung

**Es war im Oktober 2020.**

Die Uhren waren gerade zurückgestellt worden. Es war dunkel, nass, kalt und windig – wodurch es sich natürlich noch kälter anfühlte. Ich lief zum Strand hinunter und dachte, ich fühle mich nicht wohl, es ist ungemütlich, und obendrein tut der Regen, der auf meine Haut fällt, ein bisschen weh.

Zum Glück sorgten die Macht der Gewohnheit und mein innerer Drang dafür, dass ich trotzdem ins Wasser ging. Sobald ich drin war, war die vertraute Erfahrung wieder da, wenngleich eine etwas schmerzhafte, als das Wasser die Taille erreichte. Ich erinnere mich, dass ich, als ich meinen ganzen Körper der intensiven Kälte überließ, dieselben beunruhigenden Gedanken und heftigen Emotionen verbannte, die mich zum Strand begleitet hatten. Nach ein paar Augenblicken fühlte ich mein „Selbst" wieder ins Bewusstsein kommen und genoss die verschiedenen Empfindungen im Wasser wie immer.

Als ich danach den Strand hinauflief, fühlte ich mich absolut beschwingt. Das ist so toll, dachte ich, das Wasser auf der Haut und die Kraft und die Energie von Wind und Regen am Körper zu spüren. Dann fielen mir plötzlich die negativen Gedanken wieder ein, die ich vor dem Schwimmen gehabt hatte und mir wurde klar, zu welch starker Neuausrichtung es gerade gekommen war.

Wenn wir ins kalte Wasser eintauchen, können wir an nichts anderes denken. Genau genommen können wir überhaupt nicht denken; wir werden einfach Teil des Augenblicks. Das Wasser holt uns aus unseren sich wiederholenden Denkmustern heraus und verwischt die Grenzen zwischen unseren täglichen Sorgen, dem emotionalen „Gepäck" und der friedlichen und euphorischen Energie um uns herum. Wenn wir die physiologische und psychische Erfahrung eines Abenteuers im offenen Meer zulassen, entwickeln wir eine größere Kapazität in Bezug auf Kontrolle und Gleichgewicht. Das ermöglicht uns, unsere unruhigen Gedankenströme erfolgreich zu lenken – anstatt uns davon hilflos aufs Meer hinausziehen zu lassen wie bei einer reißenden Flut.

## Wasser ist magisch

„In wildes Wasser gehen"[3], schrieb Robert Macfarlane, „heißt, eine Grenze zu überschreiten. Sie passieren das Ufer des Sees, des Meeres, des Flusses – und Sie durchbrechen auch die Wasseroberfläche. Dabei bewegen Sie sich aus einem Reich in ein anderes: ein Reich der Freiheit, des Abenteuers, der Magie und gelegentlich der Gefahr."

Ich stimme Robert zu. Wasser ist magisch. Die Magie ist, dass alles Leben im Wasser begann – möglicherweise in der dynamischen Umgebung von Felsenbecken am Rande des Ozeans, wo „alle Arten von Ammonium- und Phosphorsalzen, Licht, Hitze, Elektrizität" sich verschwören konnten,[4] wie Adam Nicolson 2021 in seinem wunderbaren Buch *The Sea is Not Made of Water* schrieb (auf Dt. etwa: „Das Meer besteht nicht aus Wasser", nicht auf Deutsch erhältlich).

Wasser ist sehr eigenartig und sehr, sehr alt. Beide Merkmale erklären, warum Wasser so lebenswichtig ist. Doch wir halten kaum einmal inne und machen uns Gedanken über das Wasser, das so allgegenwärtig und ein so fester Bestandteil unseres Daseins ist, dass wir dazu neigen, seine lindernden Vorzüge gänzlich zu ignorieren.

Wie allgemein bekannt ist, besteht Wasser aus zwei Wasserstoffatomen und einem Sauerstoffatom. Wesentlich für seine Eigenschaften ist, inwiefern das Sauerstoffatom eine stärkere Sogwirkung auf die Elektronen ausübt als die beiden Wasserstoffatome. Infolgedessen kommt es zur charakteristischen Molekülform des Wassers, die ein wenig aussieht wie Micky Maus: Ein einzelnes Sauerstoffatom als Kopf und zwei Wasserstoffatome als Ohren. Diese Struktur macht jedes Wassermolekül zu einer Art Minimagnet. Denn der Kern des Sauerstoffatoms übt einen stärkeren Sog auf die negativ geladenen Elektronen aus, dieser Teil des Moleküls wird zum negativen Pol des Magneten, während die positiv geladenen Wasserstoffatome dann als positiver Pol des Magneten fungieren.

Andere ähnliche Verbindungen mit zwei Wasserstoffatomen wie Tellurwasserstoff und Schwefelwasserstoff haben niedrige Siedepunkte – -4° C beziehungsweise -6° C – was bedeutet, dass sie unter normalen Umständen Gase sind. Wasser sollte bei den Temperatur- und Druckverhältnissen auf der Erde *eigentlich* auch ein Gas sein, doch es beginnt erst bei 100° C zu sieden. Der Grund, warum es unter Alltagsbedingungen flüssig bleibt, ist seine bemerkenswert hohe Wärmekapazität, die auf die starke magnetische Anziehungskraft, die seine „Micky-Maus"-Moleküle aufeinander ausüben, zurückzuführen ist. Das heißt, es hat eine hervorragende Wärmeabsorptions- und Wärmespeicherfähigkeit.

Es ist eine kosmische Laune, dass die Wärmekapazität zwei unmittelbare Vorteile bietet. In planetarischer Hinsicht stabilisiert sie die globale Temperatur. In eher gemäßigten Klimazonen fühlt es sich vielleicht so an, als gäbe es einen großen Temperaturunterschied zwischen Winter und Sommer, doch in der Gesamtbetrachtung ist er tatsächlich sehr gering. Im kleineren Rahmen können wir ein Gefühl für die Wärmewirkungen von Wasser bekommen, wenn wir in Betracht ziehen, wie es dazu kommt, dass Küstenorte im Winter wärmer sind als die im Landesinneren gelegenen, denn das Meer gibt etwas von seiner Wärme ab.

Der zweite und vielleicht wichtigere Punkt ist die Unverzichtbarkeit der hohen Wärmekapazität von Wasser für die Erhaltung des Lebens. Der menschliche Körper funktioniert am besten innerhalb eines erstaunlich niedrigen Temperaturbereiches von 36,5 bis 37,5° C, also bei einer

Schwankungsbreite von nur 1° C. Eine geringfügig höhere Temperatur ist gut, um Infektionen zu besiegen, doch bei einer Temperatur von mehr als 40° C bricht der Körper zusammen.

In meinem ursprünglichen Forschungsbereich, der perioperativen Hypothermie, also der Unterkühlung vor, während und nach einer Operation, wurde nachgewiesen, dass ein Abfall der Körperkerntemperatur um nur 0,5° C zu mehr Infektionen und einem größeren Blutverlust führen kann, denn das Immun- und Blutgerinnungssystem des Körpers verlieren an Wirksamkeit. Im Wasser beginnen wir einen Verlust der Wirksamkeit (und der geistigen Leistungsfähigkeit) festzustellen, wenn unsere Körperkerntemperatur unter 36° C sinkt. Die Eigenschaften von Wasser sind unerlässlich, um unseren Körper in diesem engen Temperaturbereich zu halten. Wenn es heiß wird, verlieren wir Hitze durch Schwitzen. Da wir zu zwei Dritteln aus Wasser bestehen, geben wir jedoch Hitze bei kaltem Wetter nicht ganz so leicht an die Umgebung ab, weil die Luft über eine viel geringere Wärmekapazität als Wasser verfügt. Daran liegt es, dass Wasser, dessen Temperatur identisch ist mit jener der Luft, sich beim Hineingehen sehr viel kälter anfühlt.

Eine weitere Folge der starken Bindungen zwischen den Wassermolekülen ist das Phänomen der Oberflächenspannung, das es Insekten ermöglicht, auf dem Wasser zu laufen oder zu krabbeln, während wir jedoch sofort eintauchen. Aus demselben Grund können Federn auf dem Wasser treiben. Wenn ich an einem ruhigen Tag um die Spitze am Pier von Brighton schwimme, werde ich manchmal mit dem wunderschönen friedvollen Anblick einer winzigen Feder verwöhnt, die seelenruhig auf dem tiefen blaugrünen, spiegelglatten Wasser dahintreibt.

Die magnetische Bindung zwischen Molekülen erzeugt auch die „Haftung" des Wassers, die uns über Wasser hält. Sie hält die Wellen zusammen und sorgt für Auftrieb und Widerstand beim Schwimmen. Ohne diesen Widerstand wären unsere Hände nicht in der Lage, uns voranzubringen. Die Oberflächenspannung sorgt für die bekannten Empfindungen, wie es sich anfühlt, einfach im Wasser zu sein. Das ist tatsächlich der Grund, warum wir Wasser als nass empfinden.

Wie wir Wasser erfahren, ist eng mit seinen sonderbaren physikalischen Eigenschaften verbunden. Wir hören das Wasser oft schon, bevor wir dort ankommen. Wir halten den Klang für selbstverständlich und machen uns keine Gedanken darüber, wie er zustande kommt. Das hat auch mit der Oberflächenspannung zu tun. Wenn sich Wasser bewegt, insbesondere wenn eine Welle bricht, werden Blasen gebildet. Diese Blasen erzeugen beim Platzen eine Druckwelle, die das Trommelfell stimuliert und vom Gehirn als Klang interpretiert wird. Blasen sind auch ein erheblicher Teil unserer Schwimmerfahrung – ob es das Rauschen einer rauen See ist oder das sanfte Prickeln des Wassers, wenn sich unsere Hände und Arme darin bewegen.

Die Wärmeeigenschaften des Wassers verursachen die Berührungsempfindung am stärksten in der dynamischen Umgebung der freien Natur. Sinkt die Lufttemperatur, werden wir uns unserer unmittelbaren Umgebung durch den Schock und das Brennen des kalten Wassers stärker bewusst. Die Wasserdichte übt zusätzlich Druck auf uns aus und erhöht in ähnlicher Weise das Bewusstsein für unsere Umgebung. Die einzigartigen, kraftvollen und dynamischen Eigenschaften des Wassers – Klang, Oberflächenspannung, Geschmack, Gewicht und Temperatur – werden in einer dramatischen Empfindung erfahrbar, wenn wir durch seine Oberfläche tauchen oder eine Welle über uns zusammenschlägt. Die Erfahrung des Kaltwasserschwimmens ist ein komplexes Zusammenspiel von Physik, Physiologie und Psychologie. Wie diese Dinge zusammentreffen, das erzählt die Geschichte vom Wasser und seinen therapeutischen Eigenschaften.

## Ein regelmäßige Wellnessdusche: Neuorientierung, Veränderung und Verbindung

Ich glaube, die Gesamtwirkung des Kaltwasserschwimmens kann man elegant und sinnvoll in drei Kategorien zusammenfassen – Neuorientierung, Veränderung und Verbindung. Meine Mitschwimmerin im Meer und Mitarbeiterin Hannah Denton hat diese Kategorien als Erste in ihrer Arbeit „The Wellbeing Benefits of Sea Swimming. Is it Time to Revisit

Die Erfahrung des Kaltwasserschwimmens ist ein komplexes Zusammenspiel von Physik, Physiologie und Psychologie.

the Sea Cure?“ (auf Deutsch etwa: „Die Vorzüge des Schwimmens im Meer für das Wohlbefinden. Ist es an der Zeit, die Meereskur wieder aufzugreifen?“) beschrieben.

Hannah ist psychologische Beraterin, sie konzentriert sich insbesondere auf den Einfluss von Gemeinschaft auf unser psychisches Wohlbefinden. Anstatt sich auf Einzelbehandlungen für Klienten zu konzentrieren, versucht sie jedoch, das größere Umfeld eines Menschen einzubeziehen und regt ihre Patientinnen und Patienten dazu an, Orte und Räume zu betreten, die sie fördern und ermutigen. „Ich glaube, unser Platz in der Gemeinschaft hat einen großen Einfluss auf unser Befinden“, sagte sie mir. „Mit Orten und Räumen verbunden zu sein, die es uns ermöglichen, uns in einer Weise selbst zu erfahren, mit der wir uns wohlfühlen, kann wirklich heilsam sein. Wenn wir uns dagegen von örtlichen Gemeinschaften oder der Gemeinschaft im Allgemeinen ausgegrenzt, nicht wertgeschätzt, stigmatisiert und diskriminiert fühlen, richtet das Schaden an.“

Obwohl wir in verschiedenen medizinischen Bereichen tätig sind, glauben wir beide, dass das Kaltwasserschwimmen eine wirksame Therapie zur Verbesserung von Gesundheit und allgemeinem Wohlbefinden sein kann. Die Kombination der drei Kategorien Neuorientierung, Veränderung und Verbindung kann zu radikalen Umbrüchen in Bezug auf Geist, Körper und Identität führen.

## Neuorientierung

Wie meine Erfahrung mit dem Schwimmen im Oktober zeigte, kann das Kaltwasserschwimmen zu einer Neuorientierung führen Die körperlichen und psychischen Herausforderungen bringen unser Gefühl für Zeit und Raum und selbst für unseren Körper durcheinander und entfernen uns von unserem alltäglichen Leben. Dieser Abstand, egal wie vorübergehend er ist, bietet einen alternativen und erweiterten Blickwinkel auf unsere Werte und Probleme.

Wir begegnen dem Wasser, indem wir es berühren, schmecken, riechen, sehen und hören, doch unsere fünf Sinne allein erklären nicht die vielschichtige Erfahrung, die wir machen, wenn wir von ihm umfasst werden. Ein kaltes Wannenbad oder eine entsprechende Dusche sind auch kalt und nass, doch eine kalte Dusche orientiert uns nicht auf dieselbe Weise neu oder beeinflusst uns emotional in einem Maße, wie es das Kaltwasserschwimmen im Freien tut.

Zunächst einmal, noch bevor wir ins Wasser gehen, gibt es eine Umgebung, die ein sich ständig verändernder und anregender Ort ist. Das wird uns umso mehr bewusst gemacht, wenn wir uns bis auf unsere Badekleidung ausziehen, manchmal sogar ganz nackt. Damit treten wir aus unserer normalen sozialen und physischen Umgebung heraus. Wir bewegen unseren Körper so, wie wir es normalerweise nicht tun. Wir sind oft auch mit anderen Menschen zusammen, die unsere Freude teilen und sich um uns kümmern. Alle diese Interaktionen rufen starke emotionale Reaktionen hervor und werden dadurch verstärkt, dass sie sich vom alltäglichen Leben unterscheiden.

Zusätzlich dazu, dass wir unseren gewohnten Rahmen verlassen, ist das Kaltwasserschwimmen eine Herausforderung und diese ist per se Teil dessen, was jene Emotionen hervorruft, die unser Gefühl von Selbsterkenntnis steigern können.

In ihrer wissenschaftlichen Arbeit „Sensing Water" (auf Deutsch etwa „Das Wasser spüren") stellen Easkey Briton und Ronan Foley fest, dass „Emotionen und Angstgefühle sowie ein Gefühl von Überwältigung bei ‚neuen' und selbst unter erfahrenen Schwimmern nicht ungewöhnlich waren, insbesondere, wenn sie eine plötzliche sensorische Stimulation, ein Körpergefühl oder neue Bewegungen in einer unberechenbaren und ständig sich verändernden flüssigen Umgebung des Ozeans wahrnehmen."[5]

Die massive Veränderung und der starke körperliche Stimulus des kalten Wassers halten uns davon ab, unseren Gedanken nachzuhängen oder zu überlegen, welcher davon den Angstkreislauf durchbrechen kann. Wenn wir diese Herausforderung bestehen und wieder aus dem Wasser kommen, stellen wir daher fest, dass sich unser emotionaler Zustand von furchtsam und ängstlich zu begeistert und glücklich verschoben hat.

Das Hochgefühl, die Freude und das Erfolgserlebnis, was wir nach der erfolgreichen Überwindung dieser Herausforderung empfinden, hilft uns, positive Assoziationen und ein verbessertes Selbstbild zu entwickeln, womit wir für den Umgang mit künftigen Herausforderungen des Alltags an Land besser gerüstet sind.

Durch das Schwimmen im kalten Wasser üben wir auch die Bewältigung von automatisch ablaufenden instinktiven Ängsten oder Reaktionen zum Selbstschutz. Da wir lernen, auf Kälte, Strömung und Wellengang durch kontrolliertes Atmen und beruhigende Achtsamkeitstechniken zu reagieren, schulen wir uns selbst darin, allen Umweltbedingungen zu begegnen, die starke Emotionen in uns auslösen. Was als widersprüchlicher Prozess erscheinen könnte, erlaubt uns gleichzeitig loszulassen und wieder die Kontrolle darüber zu erlangen, was als „regelmäßige Wellnessdusche“ beschrieben wurde.

Wenn Körper und Geist sich an das kalte Wasser gewöhnen, machen die anfängliche Herausforderung und das Sicherheitsbedenken Platz für die Befreiung, für das intensive Erleben eines Körperzustandes, mit der im Leistungssport üblicherweise die Momente beschrieben werden, wenn Sportler ein höheres Körperbewusstsein erreichen und erfahren, was sie leisten können, wenn es darauf ankommt. Für ihre Arbeit entwarf Hannah die Interview-Technik beim Schwimmen, mit der sie die Gedanken der Menschen festhielt, als sie im Wasser waren. Während ihres Interviews beobachtete Naomi, eine 60 Jahre alte Fitnesstrainerin, dass für sie „die körperliche Bewegung nicht ganz einen Trancezustand, aber sicherlich einen anderen Zustand im Gehirn erzeugt, und zwar einen, in dem mein Geist viel freier ist.“

Kaltwasserschwimmer berichten, diese Wirkung der Neuorientierung führe zu der Fähigkeit, das alltägliche Leben mit Zuversicht zu bewältigen, denn sie resultiere daraus, dass man die Herausforderung gemeistert hat. Als mein guter Freund Bob, inzwischen in seinen Sechzigern, über seine Schwimmerfolge im Meer nachdachte, vertraute er mir an, wie er in manchen stressigen Situationen einfach in den Spiegel geblickt und sich selbst gefragt hatte, worüber er sich eigentlich den Kopf zerbricht – schließlich wusste er, dass er dieses und jenes schon geschafft hatte und auch eine erneute Herausforderung meistern würde.

## Veränderung

Ich bin unablässig dankbar dafür, dass ich gesund und fit bin. Infolgedessen profitiere ich ganz besonders davon, dass das Kaltwasserschwimmen die Wirkung einer Neuorientierung hat. Andere Menschen, die schmerzhafte und kräftezehrende Krankheiten tapfer ertragen, profitieren ganz besonders davon, dass das Kaltwasserschwimmen verändernd wirkt. David, ein Mitglied des Schwimmvereins Brighton, leidet an einer deformierenden Osteoarthritis. Er schwört darauf, dass er nur in den kalten Fluten vor der Küste von Brighton Erleichterung findet. Rob, ein weiterer meiner Kaltwasser-Schwimmfreunde, leidet seit seiner Kindheit an der Darmerkrankung Morbus Crohn. Seit er täglich im Meer schwimmt, hat sich sein Zustand so sehr gebessert, dass er das Kortison absetzen und so die Nebenwirkungen vermeiden konnte.

Seit Caroline an unserem Eröffnungsschwimmkurs teilgenommen hatte, schwimmt sie weiterhin ein- bis zweimal in der Woche. „Es wird einfach immer besser!“, sagt sie. „Ich bin widerstandsfähiger und bleibe länger im Wasser. Ich habe nicht nur begonnen, das Schwimmen zu genießen, ich schaue auch, dass ich unter der Woche Zeit dafür finde, denn es ist so wohltuend für mich.“

In den Monaten nach dem Kurs nahm Caroline ab, statt Kleidergröße 48 trägt sie jetzt Größe 42. „Ich weiß nicht, wie viele Kilos ich verloren habe, denn ich habe keine Waage zu Hause, aber ich muss beim Laufen, Treppensteigen oder Spazierengehen nicht mehr schnaufen und keuchen. Mein Blutzuckerspiegel war ständig im oberen Grenzbereich – ich war bereits mit Prädiabetes in Behandlung –, wohingegen er jetzt regelmäßig im unteren Normbereich liegt. Auch mein Blutdruck war an der Grenze zum Hochdruck. Jetzt messe ich regelmäßig 110 oder 120 zu 60 oder 70.

Caroline sieht das Kaltwasserschwimmen als Türöffner an für die zahlreichen Veränderungen in körperlicher und psychischer Hinsicht, nicht als alleinigen Faktor. „Das Kaltwasserschwimmen war ein Weckruf für mich, erst dadurch habe ich erkannt, wie sehr ich meine Fitness vernachlässigt habe.“

Andere nutzen das Schwimmen im kalten Meereswasser als Reha-Maßnahme.

Candice, eine 48 Jahre alte Physiotherapeutin, begann nach einer Reihe von Operationen – der Entfernung dreier Tumore im Gehirn, zweier gutartiger Meningeome und eines Adenoms in der Hypophyse (Hirnanhangsdrüse) – mit dem regelmäßigen Kaltwasserschwimmen. Ein Meningeom verdrängte einen Hirnnerv, der Signale aus dem linken Ohr übertrug, fast das ganze Hörvermögen auf dieser Seite eliminierte und ihr Gleichgewicht in Mitleidenschaft zog. Damit es entfernt werden konnte, musste sie eine anstrengende zehnstündige Kraniotomie, die Eröffnung des Kopfes, über sich ergehen lassen, bei der die Ärzte ein Loch in ihren Schädel bohrten – „Ich habe immer noch eine Delle auf der Stirn!" – und dann einen Teil des Schädels durch eine kleine Titanplatte ersetzten. „Ich konnte kein Licht vertragen", erinnert sie sich, „ich musste mich in einem dunklen Raum aufhalten und litt etwa drei Wochen unter extremem Schwindel und Übelkeit."

Bei der nächsten Operation wurde der Hypophysentumor entfernt, der mit unhaltbarer Geschwindigkeit Wachstumshormone ausschüttete. „Ich konnte meinen Ehering nicht mehr tragen, und mein Gesicht veränderte sich so sehr. Ich erschrak jedes Mal vor mir selbst, wenn ich in einen Spiegel schaute." Um die Bildung von Wachstumshormon zu hemmen, musste sich Candice acht Monate lang den sehr kostspieligen Wirkstoff Sandostatin spritzen lassen, danach wurde der gesamte Tumor in einer sogenannten transsphenoidalen Resektion durch die Nase entfernt. Dafür musste ihre Nase gebrochen werden und der Tumor buchstäblich aus dem Gehirn abfließen.

Nach einer Verzögerung durch Komplikationen wurde ihr der dritte Tumor durch die Augenhöhle entfernt. Insgesamt erforderte ihr Krankheitsbild 23 Operationen und einen Cocktail aus Kortison und Medikamenten gegen Krampfanfälle, den sie ausschleichen musste.

„Ich erinnere mich ganz deutlich an den Tag. Es war Ende März. Und noch kühl, aber ich wollte unbedingt ins Meer gehen. Wir schwammen ungefähr zwanzig Minuten bei 12° Celsius, und ich fühlte mich total verändert. Vor dem Schwimmen war ich aufgedunsen, angeschwollen und fühlte mich träge – danach hatten die Schwellungen nachgelassen und ich fühlte mich entgiftet. Das war es!"

Innerhalb von drei Monaten war ihr Körper wieder im Gleichgewicht und sie konnte das Kortison nach und nach absetzen.

„Je mehr ich schwamm", sagt sie, „desto mehr wollte ich schwimmen. Das Meer machte mich demütig und zugleich selbstbestimmt. Es begrüßte mich jeden Tag mit anderen Wellen und Stimmungen und Winden und Gezeiten. Es war fürsorglich und stark. Es konnte meinen schweren Körper halten. Es trug mich, wenn ich müde war. Es ließ mich nicht fallen. Es ließ mich schweben und treiben."

## DAS GEHT UNTER DIE HAUT

Die Stimulierung durch das kalte Wasser erfolgt über unsere Haut, dem Berührungspunkt mit unserer Umwelt.

Die Haut besteht hauptsächlich aus drei Schichten. Die obere Schicht bildet die Epidermis. Die Primärzellen der Epidermis werden Keratinozyten genannt, die ein Faserprotein, das Keratin, bilden und enthalten, das Zellen vor Schäden und Stress schützt. Die Keratinozyten sorgen dafür, dass die Haut „wasserdicht" ist. Sie ist auch hydrophob, also wasserabweisend. Deshalb perlt Wasser einfach am Körper ab, und wir empfinden ein Gefühl des Fließens, wenn wir uns im Wasser bewegen.

Damit wir dieses Gefühl des Fließens empfinden können, muss es jedoch etwas geben, wodurch es verursacht wird und dem Gehirn die entsprechenden Informationen vermittelt. Hier kommt die Dermis, die zweite Hautschicht, ins Spiel. Sie enthält Blut, Lymphgefäße, Nervenrezeptoren und andere Strukturen wie Haarfollikel und Schweißdrüsen. Ihre fünf verschiedenen Arten von Nervenendigungen erzeugen die multimodalen sensorischen Stimulationen, die wir spüren, wenn wir im Wasser sind, vor allem Berührung, Druck, Schmerz und Temperatur, die alle über das Nervensystem zum Gehirn gelangen.

Werden die Blutgefäße in der Haut der Kälte ausgesetzt, verengen sie sich, um die Wärme im Körper zurückzuhalten und damit die Kälte nicht in den Körperkern eindringt. Diese Blutgefäße ziehen sich so schnell zusammen, dass das Blut in der Haut eingeschlossen wird, wodurch das umliegende Gewebe keinen Sauerstoff verbraucht. Die Geschwindigkeit, mit der diese Wirkung bei sehr niedrigen Temperaturen eintritt, wird sehr schön durch den „Hummer-Effekt" veranschaulicht. Das ist meine Bezeichnung dafür, was in unserer Haut geschieht, wenn wir im tiefen Winter aus dem Wasser kommen. Unter normalen Umständen wird unsere Hautfarbe durch dunkelrotes, wenig Sauerstoff enthaltendes und hellrotes sauerstoffhaltiges Blut beeinflusst. Wenn wir jedoch aus der Kälte auftauchen, kann das rote sauerstoffhaltige Blut, das in der Haut eingeschlossen ist, seinen Sauerstoff nicht an die Körperzellen abgeben, und deswegen ist die Haut hellrot.

Die dritte und tiefste Hautschicht ist das Unterhautgewebe. Der Fettgehalt dieser Schicht hat bei Kälte die wichtigste Wirkung. Das subkutane Fett, ein bemerkenswert wirksamer Isolator, erlaubt uns, ziemlich lange im kalten Wasser zu bleiben. Großzügiger proportionierte Menschen können länger im kalten Wasser bleiben und Frauen können das generell länger als Männer, da ihr Fett gleichmäßiger verteilt ist und damit wirksamer isoliert, als es der klassische „Bierbauch" tut, den viele Männer mit zunehmendem Alter entwickeln.

Die Kaltwasser-Ausflüge reaktivierten und verjüngten Candice und unterstützten sie, als ihre Tumorreste nachwuchsen und sie wieder eine Reihe von Eingriffen und Therapien über sich ergehen lassen musste. „Ich musste wieder Kortison nehmen. Ich war wieder angeschwollen und aufgebläht. Aber das Wissen, dass ich ins Meer gehen konnte und mir das helfen würde, meine Schwellungen zu entspannen, tröstete mich. Ich liebe das anfängliche Stechen, dem eine langsame und sanfte Verbreitung von eiskaltem Feuer folgt, das Prickeln und die Wärme, wenn das Blut von den Gliedmaßen zurück zu den Organen gelenkt wird. Jemand hat das als Champagner in den Venen beschrieben – das gefällt mir."

## Verbindung

Die körperliche Empfindung von Kälte ist ein wichtiger Teil der Erfahrung beim Schwimmen im Freien. Doch mit den einzigartigen (und sonderbaren) physikalisch-chemischen Eigenschaften des kalten Wassers kann die Erfahrung nicht vollständig erklärt werden. Sonst könnten wir uns auch einfach die Badewanne legen oder – wie einige verzweifelte Enthusiasten es während des Lockdowns in der Corona-Pandemie gemacht haben –, eine Mülltonne mit Eiswasser volllaufen lassen.

Wo bleibt da der Spaß?

Und ich verwende das Wort *Spaß* bewusst.

Die Erfahrung des Schwimmens im kalten Wasser ist ein komplexes Zusammenspiel zwischen Körper, Geist und unserer physikalischen und sozialen Umgebung. Die Vorteile des Schwimmens im kalten Wasser, die eine Neuorientierung und Veränderung mit sich bringen, ergeben sich aus diesem Zusammenspiel, das komplex ist und uns auf einer ganz tiefen Ebene mit der Natur und mit der Umgebung, mit anderen und mit uns selbst verbindet.

Da das Schwimmen im Freien im Vereinigten Königreich und in den USA eine beliebte Freizeitgestaltung ist, wird insbesondere in städtischer Umgebung zunehmend mehr Forschung über den potenziellen Nutzen solcher Aktivitäten im Wasser betrieben. Die sogenannten blauen Räume wie Meere, Seen und Flüsse – im Unterschied zu den grünen Räumen wie Wäldern – verbessern nachweislich das körperliche und geistige Wohlbefinden, und das führt Gruppen wie BlueHealth, eine paneuropäische Forschungsinitiative, dazu zu untersuchen, wie dies durch die Entwicklung von blauer Infrastruktur gefördert werden kann. In einer in *Scientific Reports* veröffentlichten neueren Studie haben Forscher festgestellt, dass das Leben und die Erholung in der Natur sowie die Verbundenheit mit ihr mit einer besseren psychischen Gesundheit einhergehen. In der Erhebung wurden Daten aus achtzehn Ländern erhoben und überprüft, inwiefern der Aufenthalt in der Natur und die Verbundenheit damit Auswirkungen auf das Wohlbefinden, auf den seelischen Stress und die Einnahme von Medikamenten gegen Depressionen und Angststörungen hatten. „Ein Gradmesser für das Gefühl der Verbundenheit von Mensch und Natur", so die Verfasser, „wurde in der positiven Assoziation mit Wohlbefinden und der negativen Assoziation mit seelischem Stress gefunden und ging, zusammen mit Besuchen in grünen Räumen, mit einer geringeren Wahrscheinlichkeit der Einnahme von Antidepressiva einher."[6]

Die Fachzeitschrift *Psychology Today* veröffentlichte 2019 eine Zusammenfassung von Blauraum-Studien aus der ganzen Welt.[7] Dazu gehört auch eine Studie aus Hongkong von 2018, die nachwies, dass Menschen, die regelmäßig blaue Räume aufsuchten, von einem größeren Wohlbefinden und einem geringeren Depressionsrisiko berichteten, im Vergleich zu jenen, die das nicht taten. Zudem wurde in einer anderen Studie aus Irland festgestellt, dass ein besserer Meerblick bei älteren Erwachsenen mit einem geringeren Depressionspotenzial einherging.

Eine Metastudie, die von Forschern am Barcelona Institute for Global Health durchgeführt wurde, ergab, dass das Zusammenwirken mit blauen Räumen die psychische Gesundheit verbessert, Stress abbaut und zu größerer körperlicher Aktivität führt – und das kann per se dazu beitragen, das Wohlbefinden weiter zu steigern und das Depressionsrisiko zu verringern.

Diese ganze Forschung bestätigt, inwiefern das Schwimmen im Freien die Gesundheit verbessern und einen gesunden Alterungsprozess fördern kann, und es wird damit begonnen, die Erfahrungen von Neuorientierung,

Veränderung und Verbindung zu quantifizieren. Das geht konform mit meiner – wenngleich eher anekdotischen – Forschung und der Arbeit mit dem Kaltwasser-Schwimmprogramm und es wird regelmäßig von Menschen bestätigt, die das Kaltwasserschwimmen befürworten und durchführen. „Es fühlt sich so an, als könne man leichter atmen", sagt Adam. „Wenn du aufs Meer schaust, hast du immer noch alle Probleme der Welt, doch es ist einfach erfrischend. Du kannst leichter atmen."

Ein Mitglied, des Schwimmvereins Brighton, dem auch ich angehöre, drückte es so aus: „Es erinnert dich daran, dass du lebst. Das ist ein wahrer Genuss, denn, ich weiß nicht, manchmal nimmt man manche Dinge einfach für zu selbstverständlich. Dann gehst du in dieses Wasser und das ist wie: *Wow, ich bin hier, ich lebe.*"

### „REZEPT" FÜR DAS KALTWASSERSCHWIMMEN

## Gehen Sie ins Wasser und achten Sie auf Ihre Stimmung

Es steckt zwar mehr hinter dem Kaltwasserschwimmen als einfach – buchstäblich – nur den Sprung ins kalte Wasser zu wagen, aber so wirklich viel mehr ist es dann auch nicht. Ich empfehle dennoch, dass Sie sich an das erste Schwimmen heranarbeiten und sich körperlich und psychisch darauf vorbereiten.

Ein hilfreicher Schritt ist, es sich zur Gewohnheit zu machen, den Strand oder eine Stelle in Ihrer Umgebung mit freiem Zugang zum Wasser aufzusuchen, also dort, wo Sie regelmäßig zu schwimmen beabsichtigen.

Achten Sie dann darauf, wie sich die Luft anfühlt und wie Sie psychisch und emotional auf das Wasser reagieren. Ziehen Sie die Schuhe aus, krempeln Sie die Hose hoch und gehen

Sie mit den Füßen hinein. Achten Sie auch darauf, wie sich Ihre Stimmung verändert, nachdem Sie einige Zeit am Wasser verbracht haben. Stellen Sie fest, ob Sie sich besser, zentrierter und verjüngt fühlen.

Planen Sie diese Besuche so, damit Sie im Sommer bei gemäßigteren Wassertemperaturen mit dem Schwimmen beginnen können. Schwimmen Sie dann den ganzen Herbst über weiter, wenn das Wasser abkühlt, und machen Sie sich bewusst, inwieweit Sie die Wassertemperatur beeinflusst.

Suchen Sie sich einen festen Tag und eine bestimmte Zeit aus, die am besten zu Ihrem Zeitplan passen. Meiner Meinung nach ist das Schwimmen am frühen Morgen unschlagbar. Doch da die Körpertemperatur beim morgendlichen Aufwachen am niedrigsten ist, gehen Sie vielleicht lieber am Nachmittag oder am frühen Abend, wenn es heller ist, und der Körper, die Luft und das Wasser wärmer sind.

KAPITEL 3

# Finden Sie Ihre Gemeinschaft

## Kaltwasserschwimmen weltweit

**Jede Gemeinschaft beginnt mit einem Menschen.**

Zu ihrer Überraschung wurde Sian Richardson tatsächlich „Chefin“ einer unregelmäßig zusammenkommenden, aber engagierten Gruppe von Kaltwasserschwimmerinnen und -schwimmern, die sich ziemlich keck *Bluetits*, also „Blaumeisen“ nennt. Laut Sian haben sie alle die Mission, durch das kalte Wasser und die Schwimmabenteuer eine selbstbewusste und kompetente Gemeinschaft zu werden.

„Wir sind eine zwanglose Truppe, Frauen und Männer, die einfach gerne gemeinsam schwimmen“, sagt sie. Manche schwimmen den ganzen Winter über, manche nicht. Manche nehmen an Schwimmveranstaltungen teil, manche schwimmen durch den Ärmelkanal, manche treffen sich jeden Morgen um dieselbe Zeit am selben Ort, schwimmen und schwatzen dabei. Andere betreiben Eisschwimmen, manche treffen sich zu Kaffee und Kuchen und vielleicht einer Runde Schwimmen oder sogar Rudern. Ursprünglich verbindet uns die Freude an der Herausforderung, uns das ganze Jahr über in Badekleidung im und am offenen Meer herumzutreiben.“

Anfangs machte sich Sian mehr Gedanken darüber, in Form zu bleiben und eine körperliche Herausforderung zu genießen, als darüber, eine internationale Gemeinschaft von unerschrockenen Wellenbrechern auf die Beine zu stellen. Tatsächlich war der einzige Grund dafür, dass sie sich in der Nähe ihrer walisischen Kleinstadt überhaupt in die kalten Fluten warf, die sogenannte Eismeile, ein offizielles Winterschwimmen, das von der International Ice Swimming Association bei Temperaturen von höchstens 4,5° C ausgerichtet wird und bei dem man nur klassische Badebekleidung, eine Schwimmbrille und eine Badekappe tragen darf.

Im Jahr 2003, als ihre fünf Kinder zwischen sieben und fünfzehn Jahren alt waren, war Sian erschöpft und bekam Antidepressiva verschrieben. Wie viele Menschen fühlte sie sich dadurch „taub". Als sie wissen wollte, wann sie die Medikamente wieder absetzen konnte, war sie von der Antwort entsetzt: „Wenn es Ihnen besser geht." Damals begann sie mit dem Laufen als Alternative und hoffte, es würde etwas bewirken.

Das war aber mehr als leichtes Joggen. Sie nahm vielmehr einen Ultramarathon in den Blick oder gerne auch jede Entfernung, die über die Marathondistanz von knapp 42 km hinausging. „Ich bin eigentlich gar keine Sportlerin, aber ich mag die Extreme. Ich mache das eben nur sehr langsam."

Im Jahr 2004 lief sie den Halbmarathon in Cardiff und sieben Jahre später fast 84 Kilometer durch die Brecon Beacons, eine Bergkette in Wales, bis nach Cardiff.

Dann begann sie mit ihrer Tochter für einen Ironman zu trainieren. Nachdem sie einen Ironman 70.3 über die Mitteldistanz geschafft hatte, meldete sie sich 2014 für die Langdistanz an. Sie war nicht überrascht oder gar verärgert, dass sie es nicht ins Ziel schaffte. „In den letzten paar Monaten meines Trainings hatte ich mich total mies gefühlt und kam einfach nicht voran."

Rückblickend stellte sich heraus, dass sie zwei neue Hüftgelenke brauchte.

Das war damals jedoch nicht sofort erkennbar, also begann sie mit dem Winterschwimmen, da es ihren Körper weniger stresste – auch wenn es nicht weniger extrem war. „Allein beim Gedanken daran schauderte es mich. Ich konnte es einfach nicht verstehen. Bis ich von der Eismeile erfuhr."

Als sie die ersten Male schwimmen ging, bestätigten sich all ihre Bedenken. Sie war entsetzt, dass ihre gewohnte Ausrüstung zu Hause bleiben sollte, insbesondere ihr Neoprenanzug, der ihr während des Trainings für den Ironman fast zu einer zweiten Haut geworden war.

Sie beschrieb die Erfahrung als „fürchterlich und entsetzlich": „Ich fand das Wasser verdammt kalt und mochte nicht, wie es mir in die Haut stach oder meine Atmung beeinträchtigte. Ich konnte überhaupt keinen Sinn darin erkennen, doch ich hatte mich bereits für die Eismeile angemeldet. Dass ich das kalte Wasser überhaupt nicht leiden konnte, stellte mich anfangs also vor eine höllische Herausforderung, diese Abneigung zu überwinden und zu versuchen, die Eismeile zu schwimmen. Ich verstand wirklich nicht, was so schwer daran sein sollte, etwa eineinhalb Kilometer in einem 4 Grad kalten Gewässer zu schwimmen – bis ich ohne Neoprenanzug in Wasser mit einer Temperatur von 13 Grad stieg. Da fiel dann der Groschen."

Gleichzeitig war sie fasziniert davon, wie das kalte Wasser auf ihren Körper wirkte, wie zum Beispiel ihre Finger eine „Krallenhand" bildeten und man sie in der Kälte nur noch schwer ausstrecken und zusammenbringen konnte. Sie beobachtete, ob ihre Schultern oder ihre Knie an einem bestimmten Tag kälter als an einem anderen waren.

Aus ihrer Erfahrung mit dem Ironman wusste sie, dass ihre Schwimmzeit etwa 50 Minuten betragen würde. Bei der Vorbereitung lernte sie, wie viel Kälte sie tolerieren konnte und wie mit einer Unterkühlung umzugehen war. Obwohl das Kaltwasserschwimmen unangenehm war, wusste sie, dass sie es durchstehen konnte, zwar fröstelnd, aber indem sie ruhig blieb und sich auf ihren Körper konzentrierte. „Ich konnte hören, wie sich Menschen um mich herum Sorgen machten und überlegten, ob sie sich um medizinische Hilfe kümmern sollten. Da hob ich meine Hand, um anzuzeigen, dass sie mich in Ruhe lassen sollten und dass ich keine Hilfe brauchte."

Ihre Trainingspartnerin Tracey hingegen zog alle Kleider aus und lief herum, als es zur Unterkühlung kam, und das machte sie mehr als nur einmal, obwohl sie sich später nicht im Geringsten daran erinnern konnte. Als ich erstmals begann, über die Auswirkungen von Hypothermie zu recherchieren, las ich von „paradoxem Entkleiden" als einem der klassischen Anzeichen. Ich fragte mich, ob dies selten vorkam oder sogar nur vermutet wurde, doch ich lernte, dass unterkühlte (und oft tote) Bergsteiger häufig nackt aufgefunden wurden. Traceys Erfahrung mit Wasser weist darauf hin, dass das paradoxe Entkleiden meist eher mit zu niedrigen Temperaturen als mit der schlimmen Kombination aus niedrigen Temperaturen und großer Höhe zusammenhängt, die die Sauerstoffversorgung eines Menschen absenken kann. Hiermit soll eine wichtige Warnung ausgesprochen werden: Gehen Sie immer aus dem Wasser, wenn Sie nach längerer Zeit zu spüren glauben, dass Ihnen nicht kalt, sondern warm wird, da dies ein Zeichen von Unterkühlung sein kann – man spricht tatsächlich von sogenannter „Kälteidiotie".

Sian bemühte sich, an der walisischen Küste ein Gewässer zu finden, das kalt genug für die Eismeile war. Als sie erfahren hatte, dass bisher keine walisische Frau eine Eismeile geschafft hatte, verdoppelte sie jedoch ihre Bemühungen. Schließlich traf sie auf einen örtlichen Bauern, der ihr erzählte, dass sich auf seinem Grundstück ein kleiner Teich befand, der sich im Winter rasch abkühlte. An einem kalten Februarmorgen 2018 steckte sie eine etwa 80 Meter lange Bahn ab und schwamm die Strecke durch das trübe Wasser zwanzig Mal von einem Ende zum anderen. Ganze 52 Minuten später – und drei Jahre, nachdem sie sich ihr anfängliches Ziel gesetzt hatte – hatte sie ihre Eismeile geschafft.

„Was die Gewöhnung betraf, war ich wahrscheinlich schon gut ein Jahr im Training, doch mein Gehirn war noch nicht so weit. Als ich den Sprung wagte, war ich sehr ruhig und genoss das Ganze, und dann schimpfte ich mit mir selbst, weil ich dafür so lange gebraucht hatte. Doch es war alles gut."

Wenige Monate später absolvierte sie ihre Hüftoperationen fast schon nebenbei, großenteils dank (mir gefällt diese Vorstellung) meiner Arbeitstheorie, dass das kalte Wasser die Stressresilienz erhöht.

Bevor Sian ihre Eismeile schwamm, fuhren sie und Tracey an verschiedene Badeplätze rund um Pembrokshire, um die Monotonie des Trainings aufzulockern. Immer wenn sie aus dem Wasser kamen, wurden sie von neugierigen und besorgten Menschen, die ihnen zugesehen hatten, mit einer Frage nach der anderen belästigt – vor allem damit, *warum* sie das überhaupt machten.

Etwa jeder Zehnte von ihnen beschloss, sich ihnen anzuschließen, und als Sian ihre Eismeile geschafft hatte, war ihre Zwei-Personen-Gruppe auf zweihundert mehr oder weniger regelmäßige teilnehmende Mitglieder angewachsen. Die „Blaumeisen" waren geboren und erweiterten ihre Aktivitäten schließlich um das Spazierengehen und das Laufen.

Die Mitglieder müssen nicht schwimmen. Manche kommen einfach nur, um am Strand zu sitzen und denjenigen, die schwimmen, Handtücher und Heißgetränke zu reichen. Manche neuen Mitglieder machen sich anfänglich Gedanken über ihre Figur, doch wenn sie merken, dass sich die Mitglieder um den Körper anderer Menschen nicht kümmern oder ihm nicht einmal Beachtung schenken, gewinnen sie rasch an Selbstvertrauen und verlieren ihre Befangenheit.

„Es ist eine wirklich zugewandte, freundliche, ermutigende Gemeinschaft", sagt Sian.

Inzwischen blicken die „Blaumeisen" mit Stolz auf mehr als 6000 Mitglieder, die von Wales und Irland bis Australien und Neuseeland auf 120 Gruppen verteilt sind. (Es gibt auch eine Bluetits-Gruppe in Deutschland am Starnberger See; Anm. d. Übers.) Beim „Großen Meisen-Wochenende" im September 2019 kamen hundert Mitglieder zusammen, zum Spazierengehen, Laufen, zu Aktivitäten an Land und im Wasser, zum Handwerken, Yoga, Essen, Trinken und natürlichen zum großartigen Kaltwasserschwimmen an der Küste von Pembrokshire. „Ihr macht ein bisschen Sport, lasst euch auf den Augenblick ein und fühlt euch wohler in eurer Haut", sagt Sian. „Ihr könnt euch nur auf das Überleben konzentrieren, aber ein kleiner Teil dessen, was euch abschreckt, ist gut für das Gehirn. Und dann sind wir alle einfach nur noch Herdentiere, die ein wenig zusammen grasen."

## Lieber gemeinsam als einsam

Eine Gruppe wächst langsam über die Jahre, um jeweils zwei oder drei Menschen. Die Zahlen spielen allerdings keine Rolle. Jede Anzahl von gleichgesinnten Menschen, die sich zu einer gemeinsamen Aktivität oder der Wahrnehmung gemeinsamer Interessen versammeln, ist mehr als ausreichend. Dieses Phänomen veranschaulichten der Forscher Mark Stevens und sein Team.[9] In einer Studie aus dem Jahr 2021 stellten sie fest, dass es während der COVID-19 Pandemie zur Entwicklung von schwereren Depressionssymptomen kam, als die Menschen sich nicht mehr persönlich mit ihren Sport- und Übungsgruppen treffen konnten. Sie schlossen daraus, dass die Zugehörigkeit zu Gruppen, die körperlich aktiv sind, vor Depressionen schützen kann.

Wie die Bluetits treffen sich die Mitglieder der Kenwood Ladies' Pond Association (KLPA, eine Schwimmvereinigung von Frauen) regelmäßig, um in den Gewässern des berühmten Londoner Parks Hampstead Heath zu schwimmen. Diese Gruppe ist die rechtmäßige Nachfolgerin der gefeierten „Winter Nymphs", die in den 1930er-Jahren in den Hampstead Ladies Pond eintauchten. In einem Video der KLPA von 2016, in dem gezeigt wird, wie sie ihre Wasserabenteuer feiern, erzählen mehrere Frauen vom Schwimmen.

„Das ist Morgenmeditation", sagt die Schwimmerin Mary Cane in dem Video, „und Kontakt mit anderen Frauen, der äußerst wertvoll ist. Kontakt mit Menschen, die dasselbe genießen, und Kontakt mit der freien Natur und der puren Schönheit des Ortes."[10]

Ein anderes Mitglied, Mary Powel, sagt, sie fliege nach dem Schwimmen „so hoch wie ein Drachen", während Sarah Saunders schwört, sie würde sich ‚nur halb als der Mensch [fühlen], der ich bin, wenn ich nicht dort schwimmen könnte'."

Ein weiteres KLPA-Mitglied, Hilary Townley, beschreibt das Schwimmen dort als „weitaus mehr als nur Freude. Es ist lebensverbessernd, lebensbejahend. In der Welt, in der wir leben, ist es ein Leuchtfeuer."

Die Bluetits und die KLPA sind nicht allein.

Laut einer Erhebung von Sport England Active Lives schwammen 2018 mehr als 7,8 Millionen Engländerinnen und Engländer im offenen Meer oder in Pools im Freien.[11]

Mein Schwimmverein in Brighton hat seit mehr als einem Jahrhundert die Vorreiterrolle bei diesem Trend inne, seit eine kleine Gruppe von Schwimmbegeisterten am 4. Mai 1860 den Verein bei einem Treffen in der Gaststätte Jolly Fisherman an der Market Street feierlich gründete. Im ersten Jahr zählte er nur 13 Mitglieder, weit entfernt von den 250, die die Meeresschwimmanlagen heute am meisten nutzen.

Gegenwärtige Mitglieder meines Vereins sehen sich ebenfalls in der Tradition der Kenwood Ladies. „Es tut einem einfach gut", sagt Jane, „und es gibt noch ein zusätzliches Element, das über das emotionale Wohlbefinden hinausgeht, das dir das Schwimmen im See beschert. Es gibt einfach nichts Vergleichbares."

Charlotte stimmt den körperlichen und mentalen Vorteilen des Schwimmens in den kalten Gewässern des Atlantiks zu und ergänzt: „Und man kann sich mit anderen Menschen verbinden. Wer neu dazukommt, kennt vielleicht noch niemanden, aber sobald man im Wasser ist, hat man plötzliche eine Menge Freunde um sich."

Die Verbundenheit mit den Menschen, mit denen man schwimmt, wird durch die gemeinsame Erfahrung im Wasser verstärkt, weil man sich aufeinander verlassen können muss. Das führt zu starken und positiven Beziehungen, die in Augenblicken von körperlichem und mentalem Unbehagen emotionale Unterstützung bieten.

Zahlreiche Studien konnten zwar nachweisen, inwiefern die Zeit, die man in der Natur und in der Nähe von blauen Räumen verbringt, Stress reduzieren kann, doch ein weiterer Schlüssel zu besserer psychischer Gesundheit und größerer Lebenszufriedenheit ist laut neuerer Forschung die Bildung und Erhaltung von Beziehungen. Eine Metaanalyse von 148 Studien mit mehr als 400.000 Probandinnen und Probanden ergab, dass positive soziale Beziehungen mit einer fünfzigprozentig höheren Überlebenschance einhergingen, wohingegen mangelhafte soziale Beziehungen mit einer Erhöhung von Herzkreislauferkrankungen und Schlaganfällen um 32 Prozent verbunden waren.[12]

Wie Sians Erfahrung zeigt, zieht das Kaltwasserschwimmen tendenziell Aufmerksamkeit auf sich und zieht Menschen an, die bereit sind, den Sprung ins kalte Wasser ebenfalls zu wagen – entweder zwanglos oder in dem sie sich einer Gruppe anschließen, z. B. den Bluetits oder der internationalen Outdoor Swimming Society (OSS), einem Verband, der von der Abenteurerin und Autorin Kate Rew im Jahr 2006 gegründet wurde.

Abwechselnd als „der magischste Verein der Welt" und „die freundlichste Plattform im Internet" beschrieben, gibt der Schwimmverband Menschen, die das offene Wasser lieben, von England und Frankreich bis nach Amerika und Australien, sogar bis in den Iran und die Mongolei eine Heimat und das Gefühl von Zusammengehörigkeit. Die Mitglieder kommen aus allen Altersgruppen, haben alle denkbaren Fähigkeiten und schwimmen überall und jederzeit – in Flüssen, Seen, Schluchten, Schwimmbädern, Meeren, Stauseen, Meeresarmen und kleinen Gebirgsseen.

OSS-Schirmherr Robert Macfarlane – und Bestsellerautor von *Im Unterland* – stimmt dem zu. „Wir nehmen die Fähigkeit wahr, im Freien schwimmen zu können, um uns der erkennbaren Realität zugunsten von etwas Besserem zu entziehen", schreibt er auf der Website des Verbandes. „Wir nehmen die Fähigkeit wahr, im Freien schwimmen zu können, um jeden schönen Tag noch schöner zu machen und ihn zu feiern und um die Landschaft und die Menschen, auf die wir dort treffen, hervorzuheben."[13]

Ebenso wie die Bluetits ermöglicht der OSS den Menschen, „die anderen" zu finden, die gleichgesinnten Abenteuerlustigen, die es genießen zu schwimmen und als Gemeinschaft zusammenzukommen.

Was als Gruppe mit 300 Mitgliedern begann, kann nun auf seinen verschiedenen Kanälen in den sozialen Medien stolz auf mehr als einhunderttausend Mitglieder und eine halbe Million Besucher auf der Internetseite *wildswim.com* blicken.

Der OSS hat zwar zu einer Neubelebung des Freiwasserschwimmens sowohl als Aktivität als auch als Kultur beigetragen, doch es ist immer noch auch eine Herzensangelegenheit, Menschen zusammenzubringen.

„Um es deutlich zu sagen", schreibt Macfarlane, „beim Schwimmen in offenen Gewässern geht es um Schönheit, das Unvertraute und um Veränderung – aber es geht auch um Kameradschaft, Spaß und um eine heiße Tasse Tee oder einen Schluck Whisky danach."[14]

## Wie eine Familie

Ob man mit einer Gruppe schwimmt oder allein, die Wirkung tritt unmittelbar ein, und zwar so klar und vollständig, wie das Wasser kalt ist. Das ist etwas, was Dan O'Connor gelernt hat, als er während der ersten Monate der COVID-19-Pandemie begann, in den Michigansee zu springen.

„Während der Pandemie war das eine Art Lichtblick", erzählte er der *New York Times*.[15] „Alles war durch die Pandemie, die Proteste und die Politik so dunkel. Und dann wurde ich gefragt, wie lange ich das machen wolle und warum ich es überhaupt täte."

Er setzte sein Ritual ein ganzes Jahr fort, selbst als die Lufttemperatur in Chicago unter dem Gefrierpunkt lag. An solchen Tagen musste er, wenn der See zugefroren war, das Eis mit einer Schaufel aufschlagen, um ins Wasser zu gelangen. Als er seine täglichen Bäder in den sozialen Medien verbreitete, wurde er zu einer Art Berühmtheit im Bademantel, auf dem sein Spitzname „Der Great-Lake-Jumper" stand.

In Brooklyn in New York organisiert Dennis Thomas als Vorsitzender des fast 120 Jahre alten Coney Island Polar Beach Club, des ältesten Winterbadevereins der Vereinigten Staaten, das Winterschwimmen in den kalten Gewässern des Atlantischen Ozeans. Er begann vor etwa 35 Jahren mit dem Kaltwasserschwimmen, als er nach seinen Worten „einen Haufen alter Kerle in Badeklamotten am Strand" beobachtete. Auch wenn andere Leute auf der Coney-Island-Promenade unbeeindruckt weiter ihren Tagesgeschäften nachgingen, wusste Dennis, dass er sich ihnen anschließen wollte. „Nachdem ich das einmal gemacht hatte", erzählte er mir, „wusste ich, das will ich nochmal machen."

Als langjähriges Mitglied des Vereins wurde Dennis im Jahr 2009 Vorsitzender. Im Laufe der Jahre, sagt er, stiegen die Mitgliederzahlen weiter. So sehr, dass er tatsächlich ein Lotteriesystem einführte, uns sicherzustellen, dass der Gruppenzusammenhalt der Mitglieder erhalten bleibt. „Wir hatten lange ein System der offenen Mitgliedschaft, doch dann wurden das so viele, dass sich die Mitglieder wie Fremde zu fühlen begannen. Wir mussten gegensteuern."

Heute zählt der Polar Bear Club, der am bekanntesten für sein Neujahrsbaden ist, 125 Mitglieder. Jeden Sonntag zwischen November und April sind etwa 80 bis 100 Schwimmerinnen und Schwimmer zu Gast am Strand vor dem New York Aquarium, das der Gruppe großzügigerweise angeboten hat, seine Einrichtungen zu nutzen – zum Umkleiden vor dem Schwimmen und auch zum Aufwärmen nach dem Sprung ins kalte Wasser, das manchmal nur knapp 2 ° Celsius haben kann.

Gemeinsam gehen die Clubmitglieder zum Strand und versammeln sich in einem großen Kreis. Nach ein paar Fitnessübungen – „wir machen konsequent sechs bis acht Hampelmann-Sprünge hintereinander", sagt Dennis –, rufen alle in einem improvisierten Sprechchor ähnlich wie beim

Militär etwas in der Art von: „Mir egal, ist das Wasser auch kalt, gemeinsam schwimmen wird niemals alt." Am liebsten mag Dennis aber: „Schrumpeln hin, Schrumpeln her, wie's war, weiß am Montag keiner mehr."

Sobald alle im Wasser sind, bilden sie erneut einen Kreis, halten sich diesmal in der Brandung an den Händen und schreien und brüllen zusammen, bevor sie alle anfangen zu schwimmen, einzutauchen oder einfach nur Wasser auf ihre Gliedmaßen zu spritzen. „Das ist unser kleines Ritual", sagt Dennis, „das seinen ganz eigenen Charme hat. Es ist eine starke Bindungserfahrung und trägt zum Zusammenhalt und zur Identität der Gruppe bei."

Nach dem Schwimmen lässt Dennis gerne alles auf sich wirken. Meist steht er für einige Minuten am Strand, in der fahlen Sonne, die der Winterhimmel hergibt. „Das macht einfach meinen Kopf frei", sagt er. „Wir alle sind in unserem Leben einer Menge Druck ausgesetzt. Wie man die Miete bezahlen kann, bei der Arbeit, in unseren Beziehungen. Doch wenn du im Wasser bist, kannst du an nichts anderes denken. Es ist so kalt und so intensiv."

Er schreibt das Durchhaltevermögen der Klubmitglieder und die nachhaltige Beliebtheit des Vereins dem menschlichen Grundbedürfnis zu, Teil von etwas Größerem zu sein, sich inmitten von Gleichgesinnten zu befinden, die Freude an denselben Dingen haben – selbst wenn das gemeinsame Interesse darin besteht, nur in Badekleidung und vielleicht Surfschuhen an den Füßen im fast gefrierenden Wasser zu plantschen.

„Es geht nicht darum, wie leidensfähig du bist oder wie lange du durchhalten kannst", sagt Dennis. „Es geht darum, wie viel Spaß du haben kannst. Es geht um Kameradschaft, nicht um Wettbewerb. Es geht um die Menschen, um die Verbundenheit und auch um die menschliche Wärme. Wir sind ein gemischtes Völkchen: Arbeiter, Lehrer, Börsenmakler, Hipster, Richter, alleinstehende Männer und Frauen. So viele verschiedene Menschen tauchen jede Woche auf. Und das ist das Einzige, was alle diese unterschiedlichen Menschen gemeinsam haben: sie haben einander, das Wetter, den Strand und das Meer. Wir sind wie eine Familie."

Ob man mit einer Gruppe schwimmt
oder allein, die Wirkung tritt unmittelbar ein,
so klar und vollständig, wie das Wasser kalt ist.

## KAPITEL 4

# Resilienz und Erneuerung

## Kaltwasserschwimmen als Alltagsmedizin

**Was haben James Bond und alleinerziehende Mütter gemeinsam?**

Die Antwort ist nicht, dass beide die „Lizenz zum Töten" haben … Alleinerziehende Mütter führen – wie James Bond – ein anstrengendes Leben, das Umsicht, Durchhaltevermögen und die Fähigkeit erfordert, spontan auch dann noch Probleme zu lösen, wenn jeder andere schon aufgegeben hat. Alleinerziehende Mütter sind genauso widerstandsfähig und brauchen von Zeit zu Zeit einen Ort, wo sie sich erholen und regenerieren können, bevor sie ihren nächsten Einsatz haben.

Kirsti ist eine alleinerziehende Mutter in den Vierzigern. Sie hat eine 15-jährige Tochter und 12-jährige Zwillingssöhne und leitet außerdem die Personalabteilung eines der größten norwegischen Energieunternehmen. Damit wäre jeder ausgelastet, und im Großen und Ganzen schafft sie das alles sehr gut. Doch jedes Jahr zwischen November und Februar wird ihr die tägliche Verantwortung zu viel, denn sie leidet an einer Winterdepression, auch als saisonal bedingte affektive Störung (SAD, von Engl. *seasonal affective disorder*) bekannt.

Obwohl 5 Prozent aller Erwachsenen in den USA mehr als 40 Prozent des Jahres davon betroffen sind, wird die Winterdepression nicht als ernst genug angesehen, um die gleichen Maßnahmen zu rechtfertigen, die bei

Erkrankungen wie etwa der bipolaren Störung ergriffen werden. Einen Eintrag in das außerordentlich wichtige *DSM*, das *Diagnostische und Statistische Handbuch Psychischer Erkrankungen*, ist die Winterdepression jedoch unter dem Titel „Schwere depressive Störung mit saisonalem Muster“ wert. Zu den Krankheitssymptomen gehören Traurigkeit, Niedergeschlagenheit, Verlust von Interesse und Freude an Dingen, Veränderungen beim Appetit und im Schlafverhalten, Energieverlust, vermehrte Müdigkeit, trübe Gedanken und Schwierigkeiten, Entscheidungen zu treffen. Im Extremfall kann es sogar zu Gefühlen von Wertlosigkeit und Schuld sowie zu Todes- und Selbstmordgedanken kommen.

Bei Kristi äußert sich diese Winterdepression als Erschöpfung sowie als Phasen mit Niedergeschlagenheit und Energiemangel. Sie schläft schlecht, und um überhaupt zurechtzukommen, isst sie tendenziell sehr ungesund. Sie leidet außerdem an Gelenkentzündungen, deren Schmerzen in den ganzen Körper ausstrahlen. Gegen die Schmerzen nimmt sie Entzündungshemmer. Sie reduzieren zwar ihre Beschwerden, richten aber nichts aus gegen die Niedergeschlagenheit oder ihre Mühe, während der langen, dunklen norwegischen Wintermonate morgens aus dem Bett zu kommen. Dieses Zusammenspiel von Faktoren hat Kirsti zum „Eisbaden“ gebracht, einer in zunehmendem Maße beliebten Schwimmpraxis zwischen Oktober und Mai. „Als ich das erste Mal ins Wasser ging“, sagt sie, „war es extrem kalt und ich musste fast schreien.“

Sie blieb nur wenige Sekunden im Wasser, aber nach dem Schwimmen fühlte sie immer noch „einen euphorischen Rausch. Ich bin jetzt viel ruhiger, wenn ich hineingehe und habe keine Angst mehr.“ Darüber hinaus hat sie etwas erreicht, was mir noch immer nicht gelungen ist – sie gibt zu: „Ich habe tatsächlich begonnen, die Schockerfahrung beim Hineingehen zu genießen.“

Kirsti sagt, durch das Kaltwasserschwimmen habe ihre saisonal bedingte affektive Störung deutlich nachgelassen. „Ich falle nicht mehr in ein so tiefes Loch“, sagt sie. „In diesem Jahr war mein Energiepegel nur an drei bis fünf Tagen so niedrig, dass ich den ganzen Tag auf dem Sofa lag. Davor waren es immer 15 bis 20 Tage.“

Kirsti leidet nicht an einer voll ausgeprägten klinischen Störung, doch sie braucht trotzdem etwas, nämlich einen vollständigen körperlichen und psychischen Neustart. Wenn es einen Begriff gibt, den ich (und nicht nur ich) öfter als jedes andere Wort benutzt habe, um die Auswirkungen des Kaltwasserschwimmens zu beschreiben, dann ist es Revitalisierung. Kirstis Erfahrung veranschaulicht, dass das Kaltwasserschwimmen Körper und Seele verändern kann.

Anders als James Bond – und natürlich auch anders als berufstätige Mütter wie Kirsti – sind nur wenige Menschen mit dieser Art von schonungslosem Kampf und Bedrohungsszenarien für das Gleichgewicht der Welt im Kleinen oder Großen beauftragt, wie es in deren „Jobbeschreibung" steht. Doch selbst James Bond kann es nicht verhindern, Opfer der Wechselfälle des modernen Lebens zu werden. Auf den ersten Seiten von Ian Flemings Roman *Liebesgrüße aus Moskau* hat der Agent schon eine Zeitlang keinen Auftrag mehr erhalten und beschreibt wortgewandt, dass er dieselbe Langeweile erlebt, die uns im 21. Jahrhundert befällt, wenn wir, ob nun freiwillig oder unfreiwillig, zu viel Zeit alleine vor einem Monitor verbringen. Fleming schrieb: „Die schwabbeligen Arme des ruhigen Lebens hatten sich um Bonds Hals gelegt und erwürgten ihn langsam. Er war ein Mann des Kriegs, und wenn für eine lange Zeitspanne kein Krieg herrschte, sank seine Stimmung auf den Nullpunkt."

Die Zeit, die man vor dem Bildschirm verbringt, führt zu einer sitzenden Lebensweise, weniger zwischenmenschlichen Kontakten und mehr Stunden im Haus, wo wir weniger körperlich gefordert sind. Fastfood ist vielleicht bequem und billig, kann für den Körper aber schlimm sein. Es führt zu einem kurzen Zuckerschub, der sich für einen Augenblick gut anfühlt, denn vorübergehend werden vermehrt bestimmte Transmitterstoffe, sogenannte „Glückshormone" ausgeschüttet. Doch diese genügen uns schließlich nicht, und wir verlangen nach immer mehr. Eine kleine Auszeit und ein wenig Maßlosigkeit sind fraglos gut, doch zu viel von beidem hat einen körperlichen und geistigen Abbau zur Folge und kann zu akuten und chronischen Zivilisationskrankheiten führen.

Anders als James Bond brauchen wir keinen Krieg, damit es uns besser geht, aber Menschen brauchen körperliche und mentale Herausforderungen.

Um seine depressive Stimmung zu überwinden, macht Bond einige harte sportliche Übungen. Diese Methode wird von der Wissenschaft befürwortet. Körperliche Aktivität unterstützt die physische und psychische Gesundheit, baut Stress ab und dämmt Entzündungsherde ein, auch wenn wir nicht wissen, ob Letzteres der Grund für ihre Vorteile ist oder nur in Zusammenhang damit steht. Eine im *British Journal of Sports Medicine* veröffentliche Studie macht dies uneingeschränkt klar: „Ein vorliegender Nachweis durch eine randomisierte Studie über sportliche Maßnahmen deutet darauf hin, dass Sport und medikamentöse Interventionen potenziell oft ähnlich sind hinsichtlich der Vorteile in Bezug auf die Mortalität bei der Sekundärprävention koronarer Herzkrankheiten, der Rehabilitation nach Schlaganfällen, der Behandlung von Herzinsuffizienz und bei der Diabetesprävention."[17]

Viel zu lange haben die Ärzteschaft und andere medizinische Fachkräfte die Bedeutung von gesundem Essen und einem aktiven Leben bei der Behandlung von chronischen Zivilisationskrankheiten übersehen. Dankenswerterweise besteht inzwischen Einigkeit, sich nicht mehr nur auf pharmakologische Maßnahmen zu verlassen. Anstatt zu überlegen, wie Medikamente die Lebensweise und Stimmung beeinflussen können, wägen sie nun zunehmend mehr ab, inwiefern Veränderungen in der Lebensweise und natürliche Maßnahmen unter dem Dach einer „Alltagsmedizin", die auf Veränderungen des Lebensstils setzt, als eigene Art von wirksamen Medikationen und Therapien genutzt werden können.

Das Kaltwasserschwimmen ist das ideale Beispiel für diesen Ansatz. Doch bevor ich darauf eingehe, inwiefern es so wirksam sein kann, lohnt es sich, die weltweit zunehmende Pandemie der Zivilisationskrankheiten, von der fast alle Menschen irgendwann betroffen sind, genauer anzuschauen.

## Die weltweite Zunahme von Zivilisationskrankheiten

Nehmen wir zum Beispiel die Herz-Kreislauf-Erkrankung. Sie ist aufgrund der modernen Lebensweise auf dem Vormarsch; dazu gehören häufig viele stark verarbeitete Nahrungsmittel, wenig körperliche Aktivität und Rauchen – und all diese Angriffe auf den Körper führen uns in einen Teufelskreis von schlechter Gesundheit.

Zu einer Herz-Kreislauf-Erkrankung kommt es, wenn die Arterienwände beschädigt sind, wodurch die Sauerstoffversorgung der Gliedmaßen und lebenswichtigen Organe eingeschränkt wird. Jedes Organ und jede Gliedmaße können davon betroffen sein.

Die klassische Manifestation ist ein Herzinfarkt, der aufgrund einer Schädigung der Gefäße auftritt, die das Herz versorgen. Im Jahr 2018 waren Herzerkrankungen im Vereinigten Königreich und in den Vereinigten Staaten die führende Todesursache.[18] Jeder zehnte Erwachsene war davon betroffen und die damit verbundenen Erkrankungen machten 27 Prozent aller Todesfälle aus. Im selben Jahr waren weltweit etwa 18 Millionen Todesfälle darauf zurückzuführen, ein Anstieg um 21,1 Prozent gegenüber 2007.

Schlaganfälle und manche Formen der Demenz sind oft die Folge einer Beeinträchtigung der Blutversorgung des Gehirns. Innerhalb einer Generation, zwischen 1990 und 2016, stieg das Risiko, im Laufe seines Lebens einen Schlaganfall zu erleiden, von 22,8 auf 24,9 Prozent.

Wenn es aufgrund einer Schädigung von Blutgefäßen zu einer kritisch niedrigen Blutversorgung in den Extremitäten kommt, ist der Körper nicht mehr in der Lage, die Milliarden von Bakterien, die in der Regel harmonisch auf unserer Haut leben, fernzuhalten, und es kann zu erheblichen Infektionen kommen. Eine geringe Durchblutung kann auch so schwere Schmerzen verursachen, dass sie sich nicht mit Schmerzmitteln behandeln lassen. In beiden Szenarien ist vielleicht die Amputation der betroffenen Gliedmaße die einzig sinnvolle Maßnahme.

Der Schaden an den Blutgefäßen wird durch eine weitere Folge des typisch westlichen Lebensstils noch vergrößert – die Hypertension, also Bluthochdruck. Dieser erhöht das Risiko von Herzinsuffizienz, einer Erkrankung der Herzkranzgefäße, von Schlaganfällen, chronischen Nierenerkrankungen, Erkrankungen der peripheren Arterien und einer vaskulären Demenz. Nach schlechter Ernährung ist Bluthochdruck der zweitgrößte bekannte weltweite Risikofaktor für Erkrankungen. In den

Anders als Bond brauchen wir keinen Krieg, damit es uns besser geht, aber Menschen brauchen körperliche und mentale Herausforderungen.

Vereinigten Staaten beträgt das Risiko, im Laufe seines Lebens zwischen 20 und 85 Jahren unter hohem Blutdruck zu leiden, etwa 85 Prozent bei Männern hell- und dunkelhäutiger Ethnien und schwarzen Frauen sowie 70 Prozent bei weißen Frauen. In den Vereinigten Staaten sind mehr als 25 Prozent der Erwachsenen von Bluthochdruck betroffen; nach Rauchen und schlechter Ernährung ist das der drittgrößte Risikofaktor für Erkrankungen.

Adipositas, die krankhafte Fettleibigkeit, ist eine Erkrankung, die das Hochdruckrisiko erhöht. 2016 waren 37 Prozent aller Erwachsenen in den USA und 21 Prozent der jungen Erwachsenen und Kinder fettleibig. Im Vereinigten Königreich waren 64 Prozent der Erwachsenen übergewichtig; von diesen fielen geschätzte 28 Prozent in die Kategorie der krankhaften Fettleibigkeit. Adipositas trägt auch zur Osteoarthritis bei, die durch den Verschleiß der Gelenke verursacht wird – ein Schaden, der proportional zu ihrer Belastung durch das Körpergewicht verstärkt wird. Schätzungen zufolge leiden 54,5 Millionen Erwachsene in den USA an Osteoarthritis. Bemerkenswerterweise sind Erwachsene, die berichten, dass sie in ihrer Freizeit nicht körperlich aktiv sind, deutlich häufiger betroffen (23,6 Prozent) als solche, die berichten, dass sie Empfehlungen zu körperlichen Aktivitäten folgen (18 Prozent). Im Vereinigten Königreich haben ungefähr 20 Prozent der Erwachsenen über 45 Jahre Osteoarthritis im Knie und jeder neunte in der Hüfte.

Die Kombination von Adipositas, Arthritis und geringer körperlicher Aktivität führt zu einer Spirale von schlechter Gesundheit. Verschlimmert wird das noch durch eine weitere der vielen Folgen von Adipositas, den Typ-2-Diabetes.

Zwischen 2013 und 2016 wurden laut Schätzungen 26 Millionen Erwachsene in den USA mit Diabetes vom Typ 2 diagnostiziert; bei etwa 9,4 Millionen Erwachsenen blieb er undiagnostiziert und 91,8 Millionen litten an einer Vorstufe, dem sogenannten Prädiabetes. Im Vereinigten Königreich ist die Anzahl der Menschen mit einer Diabetes-Diagnose seit 1996 von 1,4 Millionen auf 3,5 Millionen gestiegen und eine weitere halbe Million Menschen leben mit einem nicht diagnostizierten Diabetes. Es wird erwartet, dass es bis zum Jahr 2025 geschätzte 5 Millionen sind.

Diabetes ist größtenteils eine Zivilisationskrankheit, die den Bluthochdruck und die Herz-Kreislauf-Erkrankungen noch verschlimmert. Es gibt auch noch Probleme, die durch den Diabetes selbst bedingt sind, ganz besonders bemerkenswert ist die verringerte Resistenz gegen Infektionen, die für Füße und Beine besonders ernste Konsequenzen hat.

Alle diese körperlichen Probleme sind unlösbar miteinander verbunden und verschlimmern sich tendenziell gegenseitig. Sie ziehen auch die psychische Gesundheit in Mitleidenschaft. Bluthochdruck, Adipositas und Typ-2-Diabetes wurden mit Niedergeschlagenheit, Antriebsmangel, Einsamkeit und einem allgemeinen Gefühl der Leere sowie fehlender persönlicher Zufriedenheit in Zusammenhang gebracht. Diese Probleme mit der mentalen Gesundheit sind auch zum Teil für den Anstieg des Drogen- und Alkoholmissbrauchs sowie die schockierend hohe Selbstmordrate verantwortlich. In den Vereinigten Staaten ist die Kombination aus Überdosis und Selbstmord die führende Todesursache bei Menschen zwischen 10 und 45 Jahren.

Die Rechnung ist einfach. Wenn der Körper nicht funktioniert, ist es schwer, eine gesunde Geisteshaltung zu bewahren, um ihn wiederherzustellen. Und wenn wir psychisch erschöpft und deprimiert sind, ist es schwer, unser körperliches Wohlbefinden aufrechtzuerhalten.

## Die gemeinsame Ursache: Entzündungsherde

Es liegt an genau der Gleichung, warum diese Krankheiten oft in einem Teufelskreis gefangen sind: Schlechte Ernährung und übermäßiges Essen führen zu Adipositas, die mit der Zeit zu Diabetes und Arthritis führt. Dies wiederum schränkt die körperliche Aktivität ein und eine Gewichtsabnahme wird fast unmöglich, was zu Niedergeschlagenheit und schlussendlich zu wenigen bis gar keinen körperlichen Aktivitäten mehr führt. Das verstärkt das „Trostessen“ und die Essstörung, wodurch der Diabetes verschlimmert wird und die Fettleibigkeit weiter zunimmt.

Wir wissen nicht, wie alle diese Zivilisationskrankheiten und die psychische Gesundheit zusammenhängen, doch es gibt einen roten Faden: Entzündungsherde.

Entzündungsherde entstehen, weil bestimmte verschiedene chemische Stoffe aus den Zellen des Immunsystems freigesetzt werden. Diese physiologische Entzündungsebene ist gesund und ein lebenswichtiger Bestandteil des körpereigenen Abwehrmechanismus. Die Entzündung gehört zur normalen Heilreaktion des Körpers bei Gewebeschäden, doch sie kann auch zu Schwellungen und Reizung führen sowie paradoxerweise das Infektionsrisiko erhöhen, wenn sie unbehandelt bleibt. Sind erhebliche Mengen dieser chemischen Stoffe über einen langen Zeitraum präsent – meist infolge von Stress oder Autoimmunerkrankungen –, kann es sogar zu noch mehr negativen Auswirkungen kommen. Das wird als „pathologische" Entzündung bezeichnet.

Was geschieht nun, wenn der Körper großen Mengen dieser Substanzen ausgesetzt ist?

Zunächst werden die Wände der Blutgefäße durch die pathologischen Entzündungsherde verdickt, dadurch kommt es zu Bluthochdruck und die Pumpleistung des Herzens muss steigen, damit die lebenswichtigen Organe, Gliedmaßen und Gelenke versorgt werden. Infolgedessen wird die lebenswichtige Versorgung für die Reparatur der geschädigten Gewebe schwieriger, was zu langfristigen Schäden an Gelenken, Organen und Geweben führt.

Ist das Entzündungssystem des Körpers aktiviert und aus dem Gleichgewicht geraten, führt das zu einem erhöhten Blutzuckerspiegel und einem gestörten Stoffwechsel der Nahrungsfette. Das wiederum prädestiniert für Typ-2-Diabetes, Adipositas und Infektionen, wodurch es zu einer negativen Feedbackschleife kommt, welche die körperliche Aktivität verringert und den Schaden erhöht.

Die Folgen einer chronischen Entzündung korrelieren mit dem verstörenden globalen Muster der Zivilisationskrankheiten, was dazu führt, dass wir uns krank und müde fühlen – sowie dazu, dass wir es satthaben, uns krank und müde zu fühlen – und dringend die Art von Erholungs- und „Frischzellenkur" brauchen, die das Kaltwasserschwimmen bietet. Es sorgt nicht nur für die Vorteile der sportlichen Betätigung, sondern es scheint sie zu vergrößern. Das steigert unser Körperbewusstsein und schafft interessanterweise ein euphorisches Gefühl von psychischem Wohlbefinden.

## DAS KÄLTESCHOCK-PROTEIN UND DEMENZ

Das grundlegende Problem in den frühen Stadien von Alzheimer und anderen Formen der Demenz ist der Verlust der Verbindungen – fachsprachlich Synapsen – zwischen den Nervenzellen im Gehirn. Diese defekten Synapsen führen zu Gedächtnisverlust, Stimmungsschwankungen und schließlich zum Absterben der gesamten Gehirnzellen. Professorin Giovanna Mallucci betreibt das Dementia Research Institute, das Institut für Demenzforschung, an der University of Cambridge. Sie war fasziniert von der Anzahl der Tiere – unter anderem Bären, Igel und Fledermäuse – die, wenn sie in den Winterschlaf gehen, 20 bis 30 Prozent ihrer Synapsen, eine enorme Menge, „aussortieren". Dadurch schonen sie die Ressourcen, die sie für die Überwinterung brauchen. Interessanter war allerdings die Tatsache, dass diese Tiere die Verbindungen im Frühling wieder neu bilden können, wenn sie wachwerden. Sie und ihr Team begannen also, sich damit zu befassen, warum das so ist und wie das vor sich geht. 2015 entdeckten sie, dass diese Neubildung von einem spezifischen Protein – dem RNA-bindenden Strukturprotein 3 oder RBM3 – stimuliert wird, das auch als „Kälteschock"- Protein bezeichnet wird.

Zur Erforschung seines therapeutischen Nutzens injizierten Professorin Mallucci und ihr Team Mäusen mit neurodegenerativen Erkrankungen dieses Protein. Dadurch wurde nicht nur der Beginn der Demenz verlangsamt, durch das Einbringen des Proteins wurde sogar ein gewisses Maß des bereits bestehenden neurologischen Schadens repariert. Die Mäuse lebten länger.

In der nächsten Stufe untersuchte man, ob es dieses Protein auch beim Menschen gibt. Anstatt hierfür Menschen im Labor abzukühlen, wandten sie sich an die hartgesottenen Gemüter, die das ganze Jahr über im Parliament Hill Lido in London schwimmen, einem der Freiwasserpools, die wir für unsere Kältetherapie-Kurse nutzen. Die Mitglieder eines örtlichen Tai-Chi-Clubs, die ihre Übungen neben dem Pool machen, aber nie darin schwimmen, boten sich als perfekte Kontrollgruppe an. Das Team aus Cambridge stellte fest, dass eine erhebliche Anzahl der Schwimmerinnen und Schwimmer einen deutlich erhöhten RBM3-Spiegel hatte. Das war bei niemandem aus der Tai-Chi-Gruppe der Fall.

Es ist bemerkenswert, dass sich die Mitglieder der Testgruppe entschlossen, lange genug im Wasser zu bleiben, bis sie unterkühlt waren und ihr Körperkerntemperatur auf 34° C absank. Ich bin zwar überzeugt davon, dass es gut ist, sich der Kälte auszusetzen, aber eben schlecht, dabei zu unterkühlen. Daher würde ich gerne herausfinden, ob es auch bei all jenen zu einer Erhöhung von RBM3 kommt, die im kalten Wasser schwimmen, aber nicht unterkühlen.

Aufgrund dessen, dass die Risiken einer Unterkühlung jeden potenziellen Nutzen überwiegen, kam Professorin Mallucci zu dem Schluss, dass „Eisbäder ganz sicher keine potenzielle Demenzbehandlung darstellen.“[19]

Ich bin auch der Meinung, dass das Kaltwasserschwimmen für Demenz-Patienten wahrscheinlich keine gute Therapie ist. Vor allem bestehen ganz eigene Gefahren, wenn man demente Menschen in ein kaltes Schwimmbecken lässt. Vorbeugen ist jedoch besser als heilen. Und ich behaupte, dass Eisbaden – bei Vermeidung einer Unterkühlung – wirklich eine potenzielle Rolle bei der Prävention dieser häufigen, quälenden und schwerwiegenden Krankheit spielen kann.

Interessanterweise wird die „niedrige Synapsendichte", die bei der Demenz und bei Säugetieren im Winterschlaf vorkommt, auch bei Depressionen beobachtet, was mich zu der Annahme verleitet, dass eine ähnliche Regeneration synaptischer Verbindungen durch das Kälteschock-Protein eine weitere Möglichkeit sein könnte, wie das Kaltwasserschwimmen die mentale Gesundheit verbessert.

In diesem Stadium bleibt all das natürlich hochspekulativ. Wir können zwar eine unmittelbare Auswirkung des kalten Wassers auf die Stimmung beobachten, doch wir brauchen mehr Forschung, müssen verschiedene Gruppen parallel über mehrere Jahre begleiten, bis wir die vollständigen Auswirkungen wirklich kennen.

## Resilienz und Erneuerung

Während James Bond an einem fiktionalen Unwohlsein leidet und bei Kirsti dieser Zustand sehr real ist, profitieren sie beide von einem ähnlichen Rezept. Kaltes Wasser hilft ihnen, sich zu regenerieren. Im Roman geht Bond nach seinen sportlichen Übungen unter die Dusche: „Keuchend vor Anstrengung ging er in das große, weiß gekachelte Badezimmer, stellte sich in die gläserne Duschkabine und ließ fünf Minuten lang erst heißes, dann eiskaltes Wasser über seinen Körper laufen."[20]

Kalt zu duschen ist nur ein Beispiel dafür, in welcher Weise Bond Zeit und Mühe investiert, um seine legendäre Belastbarkeit zu entwickeln. Zum Glück funktioniert diese Methode auch im wirklichen Leben, um Resilienz aufzubauen – wie Kirsti entdeckte, als sie mit dem regelmäßigen Kaltwasserschwimmen begann, das sogar noch wirksamer ist.

Psychologen definieren Resilienz als den Prozess der Anpassung angesichts einer Widrigkeit, eines Traumas, einer Tragödie, von Bedrohungen oder erheblichen Stressquellen. Der Weg zur Widerstandskraft beinhaltet unweigerlich, sich dem negativen Stress als Teil des Prozesses zu stellen.

Stress manifestiert sich zwar in unserem Bewusstsein als psychisches Phänomen und in unserem Körper als Entzündung, doch seine Wurzeln liegen in unserer physiologischen Reaktion auf das Milieu – all die chemischen Botenstoffe, die durch den Körper rauschen, die Herzfrequenz beschleunigen, was zu einer schnellen und flachen Atmung führt, und die uns auf Trab halten, damit wir uns um die nächste Bedrohung kümmern können.

Da sich Stress oft in physiologischer Form zeigt, nämlich als Entzündung, ist es sinnvoll, dass es eine körperliche Gegenreaktion gibt. In einer Arbeit von Jonathan Stone und seinem Team[21] wird argumentiert, dass die Stressereignisse, die zu Resilienz führen, aus alltäglichen Quellen wie dem Sonnenlicht, der Nahrung (dem Nahrungsmangel) sowie körperlicher Anstrengung stammen. Sind sie niederschwellig, lösen solche Stressereignisse eine Schutzreaktion aus. Auf höherem Niveau können dieselben Stressereignisse zu Entzündungen und Gewebeschäden führen.

Einer der häufigsten Kommentare, die ich zu hören bekomme, wenn ich erzähle, dass ich das Kaltwasserschwimmen genieße, ist: „Du musst verrückt sein!“ Inwiefern, werde ich oft gefragt, kann etwas, das so viel Stress auslösen kann wie Kaltwasserschwimmen, gut für dich sein?

Die Antwort lautet, in einem Wort ausgedrückt: Hormesis. Darunter versteht man die Anpassungsfähigkeit von Zellen und Organismen an mäßigen und periodischen Stress.

Das Konzept der Hormesis wird oft auf einen Schweizer Wissenschaftler und Arzt des frühen 16. Jahrhunderts zurückgeführt, der als Paracelsus bekannt ist, obwohl sein voller und ziemlich großartiger Name Philippus Aureolus Theophrastus Bombastus von Hohenheim lautete. Sein am besten bekannter Grundsatz lautet: „Alle Dinge sind Gift, und nichts ist ohne Gift; allein die Dosis macht's, dass ein Ding kein Gift sei.“

In Grunde genommen ist jede Substanz in überhöhter Dosierung, einschließlich Wasser und Sauerstoff, potenziell giftig und sogar tödlich, doch in niedriger Dosierung können sie gut für uns sein, denn sie fördern Resilienz und Durchhaltevermögen.

Hormesis – ein auf niedrigem Niveau gutes, aber auf hohem Niveau schlechtes Modell – gilt auch für körperlichen Stress.

Die Stressereignisse, die eine Widerstandsfähigkeit des Gewebes bewirken, stammen, wie Stone und sein Team unterstreichen, aus alltäglichen Quellen, vor allem aus der ultravioletten Strahlung der Sonne. Da es für unsere Vitamin-D-Bildung unentbehrlich ist, kann ultraviolettes Licht auf niedrigem Niveau unsere kardiovaskuläre Gesundheit verbessern, die Widerstandskraft gegen Krebs erhöhen und die Immunfunktion, die Stimmung sowie den Schlaf verbessern. Umgekehrt können solche Stressereignisse auf hohem Niveau Gewebeschäden verursachen. Im Falle von ultraviolettem Licht gehört zu diesen Stressereignissen der Sonnenbrand und im Extremfall das maligne Melanom, der schwarze Hautkrebs.

Ebenso gilt, wenn man sich in übermäßiger Weise der Kälte aussetzt, dass es zu einer Unterkühlung kommt – geschieht dies jedoch in gemäßigter Form und nicht dauerhaft, können wir dem Stress standhalten, der einen positiven gesundheitlichen Nutzen hat und uns die Zuversicht sowie die körperliche und mentale Fähigkeit vermittelt, andere künftige Stressereignisse durchzustehen.

Außer in Stones Arbeit kann man Berichte über stressbedingte Resilienz in Fachzeitschriften finden, die sich mit dem Gebiet der Neurowissenschaften, Sportmedizin, Krebs, gesundem Altern, Demenz, Parkinson und sogar der Ophthalmologie, der Augenheilkunde, befassen. Zu den Vorteilen der stressbedingten Widerstandskraft gehört eine schnellere Wundheilung sowie eine nachweisbar verzögerte altersbedingte Degeneration im Gehirn und anderen Nervengeweben, Muskeln und Knochen. Stressbedingte Widerstandskraft unterdrückt auch nachweislich bestimmte Krebsarten. Grundsätzlich kann eine ganze Palette physiologischer Wirkungen zu einem längeren und gesünderen Leben beitragen – und das alles, indem man sich den Arten von Stress aussetzt, die das Kaltwasserschwimmen bietet, und zwar dem Sport, den Elementen und den körperlichen Herausforderungen.

Eine neuere, in der Fachzeitschrift *Experimental Physiology* veröffentlichte Studie wies nach, dass Schwimmübungen das depressionsähnliche Verhalten bei diabetischen Mäusen durch einen Rückgang der Entzündungen verringerten.[22] Gemäß den Autoren geht Schwimmen mit einer Verbesserung der Stimmung und einem Rückgang der Entzündungsherde einher, was ein Hinweis darauf ist, dass es eine sinnvolle Behandlungsmethode bei depressionsbedingten Störungen von Typ-2-Diabetikern sein könnte. Im Hinblick auf die Studienergebnisse würde ich gerne ergänzen, dass das Schwimmen in *kaltem* Wasser diesen Effekt vermutlich sogar noch verstärkt.

Zunächst könnte es etwas paradox erscheinen, dass wir uns bereitwillig einer Herausforderung wie dem Schwimmen in einem winterlichen Meer aussetzen, wenn die Luft ebenfalls kalt, das Wetter oft extrem und von Sonne am grauen Himmel kaum die Rede ist. Viele Menschen könnten darin etwas sehen, das auf alle Fälle vermieden werden muss. Das freiwillige Eingehen des Risikos kann jedoch einige übersehene Vorteile bringen. Es formt zum Beispiel den Charakter, wodurch das Selbstwertgefühl gesteigert und die psychische Widerstandskraft verbessert wird, und das kann auf jeden anderen Lebensbereich eines Menschen übertragen werden. Macht man es mit entsprechender Vorsicht und einem gesunden Angstgefühl, bietet das Kaltwasserschwimmen eine kontrollierte, sichere und doch aufregende Herausforderung. Es ist eine ideale Umgebung, in der ein Mensch Momente von Stress erleben – und sich mit der Zeit daran gewöhnen – kann.

## Entspannung: So zeigen Sie dem kalten Wasser die kalte Schulter

Diese Verbindung zwischen hohen Entzündungswerten und sowohl einer körperlichen Erkrankung als auch einer schlechten psychischen Gesundheit ist das, was mich zu meinem „Das ist ja komisch"-Moment führte, als ich die Theorie entwickelte, dass das Kaltwasserschwimmen eine Behandlungsmethode bei Depressionen sein könnte.

Als ich eines Abends über einem Bier und einem Exemplar des *Guardian* in meiner Lieblingskneipe saß und mich von einem Arbeitstag erholte, stieß ich auf einen Artikel mit dem Titel „Sind Depressionen eine Art allergische Reaktion?" Der Autor des Artikels warf folgende Frage auf: „Wenn Menschen mit Depressionen ein klassisches Krankheitsverhalten zeigen und kranke Menschen sich sehr stark wie Menschen mit

Depressionen fühlen – könnte es dann eine gemeinsame Ursache geben, die beidem Rechnung trägt?“[23]

Natürlich heißt die Antwort, wie dieses Kapitel beschreibt, Entzündung, und es lohnt sich, sich mit der Ursache von Entzündungen zu beschäftigen und, noch wichtiger, mit der Frage, wie das Schwimmen in kaltem Wasser die körperlichen Beschwerden und das psychische Leid eventuell abwehren könnte.

Da die – „gute“ – Entzündung überwiegend ein Schutz- und Reparaturprozess des Körpers ist, sind Infektion und Verletzung die Hauptursachen von Entzündungsherden. In diesem Kontext ist das eine angemessene Reaktion. Jedoch kann diese Reaktion, die durch das autonome Nervensystem vermittelt wird, auch einem niederschwelligen chronischen Stress geschuldet sein. Im Unterschied zu Infektion und Verletzung ist die Entzündung keine angemessene Reaktion auf chronischen Stress. In früheren Zeiten war das autonome Nervensystem gemäß der traditionellen orthodoxen Haltung der Medizin kein geeignetes Ziel für medizinische Maßnahmen, da es ja autonom, also unabhängig, funktioniert. Dankenswerterweise verändert sich diese Ansicht gerade, hauptsächlich aufgrund der sich abzeichnenden Forschung, die den Erfolg von Methoden wie Atemtechniken, Meditation und auch des Kaltwasserschwimmens dokumentieren, die sich darauf auswirken.

Ganz allgemein wird das menschliche Nervensystem in zwei Bereiche unterteilt: das somatische (den Körper betreffende, willkürliche) und das autonome. Wir haben die bewusste Kontrolle über das somatische Nervensystem, wozu das Muskelsystem gehört, so können wir unsere Finger, Füße und Körperbewegungen steuern. Das autonome Nervensystem arbeitet unabhängig, also ohne bewusste Lenkung; daher schlägt das Herz und die Lungen atmen, ohne dass sie von uns aktiv dazu aufgefordert werden.

Das autonome Nervensystem wird nochmals unterteilt in sympathisches und parasympathisches, die entgegengesetzt arbeiten. Idealerweise schafft diese Spannung ein harmonisches Gleichgewicht, das für eine gesunde Reaktion auf Stress und andere Reize sorgt. Sie arbeiten ein wenig wie die Dr.-Doolittle-Figur „Stoßmich-Ziehdich“, die ständig gegen sich selbst kämpft, weil es am vorderen und hinteren Teil des Körpers einen Kopf hat. In Zeiten von Stress zieht das sympathische Nervensystem am stärksten, was zur Kampf- oder Fluchtreaktion führt. Dadurch steigen unter anderem Herzfrequenz, Blutdruck, Blutzuckerspiegel und es kommt zu vermehrten Entzündungen. In Zeiten von Ruhe (und Verdauung) zieht dagegen das parasympathische Nervensystem am stärksten, was den Körper neu einstellt und Entzündungen eindämmt. Viele seiner Aktivitäten werden durch den Vagusnerv vermittelt, der im Hirnstamm entspringt. Um den Körper neu einzustellen, lenkt das parasympathische System Blut von den Muskeln zum Darm zur Unterstützung der Verdauung sowie zur Anregung des Speichelflusses und der Magensäuresekretion. Es verlangsamt auch die Herzfrequenz und senkt den Blutdruck. Für die allgemeine Gesundheit und das Wohlbefinden wichtig ist, dass die Entzündungsherde im Körper durch die Stimulation des Vagusnervs und des parasympathischen Nervensystems eingedämmt werden, was die Gesundheit verbessert und dem Körper die dringend benötigte Erholungszeit verschafft, insbesondere in der heutigen Kultur der ständigen Verfügbarkeit.

Unser modernes Leben führt zu einem nachlässigen parasympathischen Nervensystem, das gegen ein reizbares und empfindliches sympathisches Nervensystem arbeitet, was uns anfällig für Stress und gefährlich hohe Entzündungswerte macht. Für eine optimale Gesundheit müssen beide Systeme gestärkt, gekräftigt und wirklich ausgeglichen sein.

Und hier kommt das kalte Wasser ins Spiel, da es sowohl das sympathische als auch das parasympathische Nervensystem anspricht. Ob es nun James Bond in seiner weiß gefliesten Dusche ist oder Kristi, die in die Fjorde Norwegens springt, bei beiden bekommt der Sympathikus einen Schub durch die Kälte. Sobald sie sich an die Kälte und den daraus resultierenden Schub angepasst haben, erreichen beide ein eher autonom ausgeglichenes physiologisches und psychisches Gleichgewicht. Wenn sie sich dem kalten Wasser immer wieder aussetzen, schwächt der Körper die Reaktion ab, und ihr Nervensystem nimmt an nachfolgendem Stress und jeder anderen alltäglichen Herausforderung keine Überkorrektur mehr vor. Dadurch werden Bond und Kristie – und Sie und ich und alle anderen, die im kalten Wasser schwimmen – im normalen Alltag weniger stark durch die Mechanismen des Sympathikus belastet, wenn es absolut keinen Grund gibt, überreizt zu sein.

Daher fühlen wir uns nach dem Kaltwasserschwimmen wie nach einer Frischzellenkur – belastbarer, weniger trübsinnig oder schwach oder anfällig für schlechte Laune. Es gibt unserem sympathischen Nervensystem zwar einen Schub, wenn wir gerade die Euphorie erleben, im täglichen Leben jedoch läuft es auf einer gesünderen Ebene ab und beugt Zivilisationskrankheiten vor. Wenn wir dann das Gesicht ins Wasser tauchen, springt also das parasympathische Nervensystem an, das den natürlichen Ruhezustand des Körpers wieder neu kalibriert und die Konzentration entzündungsfördernder chemischer Stoffe auf ein gesünderes Niveau absenkt – sodass wir uns mehr wie wir selbst fühlen, im besten Sinne des Wortes.

Sehen Sie es so: Wir alle müssen uns manchmal entspannen, selbst James Bond und vor allem alleinerziehende Mütter mit drei Kindern, und eine großartige Möglichkeit dafür ist es, sich im wahrsten Sinne des Wortes abzukühlen.

„REZEPT" FÜR DAS KALTWASSERSCHWIMMEN

## Wagen Sie einen (kleinen) Sprung

Vor Kurzem leitete ich eine Gruppe von Oberstufenschülerinnen und -schülern in Norwegen dazu an, kurz ins kalte Wasser einzutauchen. Ein Teil unserer Vorbereitung bestand darin, dass ich sie bat, ihr Gesicht in ein Eisbad zu tauchen und gleichzeitig auch ihre Hände in das Eiswasser zu stecken und dort zu lassen. Dies führte bei ihnen zu einer begeisterten Reaktion und veranschaulichte ihnen, wie diese „Maßnahmen" ihr parasympathisches beziehungsweise sympathisches Nervensystem in Gang bringen.

Sie können das auch zur Vorbereitung machen, wenn Sie mit dem Kaltwasserschwimmen anfangen wollen. Halten Sie Ihr Gesicht in eine Schüssel mit Eiswasser. Sie müssen nicht mit dem ganzen Kopf eintauchen. Beim ersten Mal gelingt es Ihnen vielleicht noch nicht, den Atem anzuhalten, doch versuchen Sie es ein zweites und drittes Mal, um sich zu akklimatisieren. Seien Sie auf einen anfänglichen Schock vorbereitet, doch versuchen Sie, das Gesicht einige Sekunden im Wasser zu halten, bis das schlimmste unangenehme Gefühl vorbei ist. Sie können auch Ihre Hände in das Eiswasser tauchen; dadurch bekommen Sie ein Gefühl dafür, wie Ihre Extremitäten auf das Eintauchen in kaltes Wasser reagieren, und Sie können Ihrem Körper helfen, sich an den Stress anzupassen.

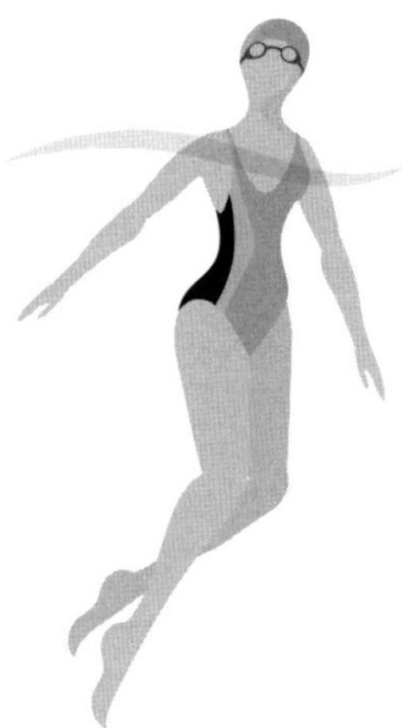

TEIL II

# KALTWASSERSCHWIMMEN – DAS PROGRAMM

KAPITEL 5

# Der Einstieg

## Vorbereitung auf das kalte Wasser

**Das erste Schwimmen ist am schrecklichsten.** Doch Aufregung und das Adrenalin lassen Sie durchhalten.

Das zweite Schwimmen ist am schlimmsten: Sie wissen bereits, was Sie erwartet, also kann die Kälte Sie nicht mehr ablenken, aber Sie sind auch noch nicht daran gewöhnt.

Beim dritten Schwimmen lernen Sie, wie Sie anfangen können, es zu genießen.

Diese Abfolge bemerkte ich zum ersten Mal bei Sarah, als wir für die BBC mit Chris van Tulleken drehten (siehe „A Soothing Swim“, S. 197). Sarah schlug sich beim ersten Mal großartig, doch nach dem zweiten Schwimmen zögerte sie, das Projekt fortzusetzen. Der dritte Sprung ins kalte Wasser überzeugte sie dann vollständig. Das Kaltwasserschwimmen war kein Problem mehr.

Anfangs tat ich das als einmaliges Ereignis ab, als etwas Besonderes für Sarah, ihre Persönlichkeit und ihre Lebensumstände. Doch im Winter 2020 beschloss mein elfjähriger Sohn Ib, mit mir zum Kaltwasserschwimmen zu gehen. Der Verlauf war bei meinem Sohn der gleiche wie bei Sarah. Als er das erste Schwimmen durchgestanden hatte, begleitete er mich ganz glücklich ein zweites Mal, doch danach weigerte er sich geradeheraus, es zu wiederholen. Schließlich erwies sich die Verlockung, zusätzliche Bildschirmzeit zu bekommen, als stark genug, auch ein drittes Mal mit mir schwimmen zu gehen. Seither prüft er immer eifrig die Temperatur der örtlichen Gewässer, insbesondere, wenn wir mit der Kettensäge ein Loch in einen zugefrorenen See schneiden müssen.

Wie ich festgestellt habe, ist es tatsächlich so, dass man bis zu sechsmal ins Wasser gehen muss, um sich an das Kaltwasserschwimmen zu gewöhnen. Wenn Sie es also vorher noch nie gemacht haben, empfehle ich Ihnen, es mindestens so oft auszuprobieren. Nehmen Sie sich genügend Zeit, sich an die Erfahrung zu gewöhnen, bevor Sie entscheiden, ob sie damit weitermachen.

Auf den ersten Blick ist Kaltwasserschwimmen einfach. Sie schwimmen genauso wie in jedem anderen Wasser auch. Die einzige echte Voraussetzung ist nur, dass Sie schwimmen können.

Gleichwohl gibt es drei Dinge, die Sie bei der Vorbereitung auf Ihr erstes Abenteuer im kalten Wasser tun sollten:

1. Legen Sie fest, wann und wo Sie schwimmen möchten.
2. Suchen Sie sich eine befreundete Begleitung.
3. Besorgen Sie sich die entsprechende Ausrüstung.

## Pläne schmieden: Suchen Sie ein Gewässer aus, stellen Sie einen Zeitplan auf

Für den Anfang empfehle ich, einen Plan für das Kaltwasserschwimmen aufzustellen, der sechs Schwimmtermine zu einer bestimmten Zeit, an einem bestimmten Ort und mit einer bestimmten Begleitung oder in einer Gruppe beinhaltet. Wenn Sie das mit dem festen Plan verknüpfen, sich nach dem Schwimmen ein Heißgetränk zu gönnen, ist das die beste Möglichkeit, dem Hinauszögern oder noch schlimmer, dem Aufgeben vorzubeugen. Nach Abschluss einer unserer Kältetherapiekurse stellte Grant fest (den ich Ihnen in Kapitel 7 vorstelle), dass das gemeinsame Hochgefühl und das Lachen zu den besten Dingen gehörten: „Jedem wurde aufgetragen, eine gefüllte Thermoskanne mitzubringen, so wurde dieses positive Gemeinschaftsgefühl ausgedehnt."

Idealerweise schwimmen Sie in einem natürlichen Gewässer. Wenn Sie in Küstennähe wohnen, schwimmen Sie wie ich im Meer. Ein See, ein Teich oder ein langsam fließender Fluss sind auch großartig. Entscheiden Sie sich für öffentliche Orte, die bereits zum Schwimmen genutzt werden, denn diese haben tendenziell die sichersten Zugänge. Wenn es kein Gewässer gibt, das passend oder nahe genug ist, um passend zu sein, dann machen Sie einen Außenpool ausfindig.

Legen Sie fest, dass Sie mindestens einmal in der Woche schwimmen. Schwimmt man seltener, birgt es das Risiko, dass die Anpassungsveränderungen verlorengehen. Die gute Nachricht ist, dass es immer leichter und weniger unangenehm wird, selbst in die kältesten Gewässer mitten im Winter zu gehen, wenn man häufiger schwimmen geht.

Um das anfängliche Unbehagen zu verringern, schlage ich vor, mitten im Sommer zu beginnen. Bei mir war das ganz zufällig so. Die Küstengewässer rund um das Vereinigte Königreich und Irland bleiben auch im Sommer mit maximalen Wassertemperaturen von etwa 20° C unangenehm kalt. Das ist kalt genug, um die vollen positiven Auswirkungen der Kaltwasseranpassung zu gewährleisten. Doch selbst wenn Sie das Glück haben, dort zu leben, wo das Meerwasser im Sommer wärmer ist, schwimmen Sie einfach den Herbst hindurch in den Winter hinein weiter. Wenn das Wasser dann richtig kalt wird, haben Sie es sich bereits zur Gewohnheit gemacht und sind – wie David mir sagte, als ich begann – ziemlich wahrscheinlich schon süchtig danach.

Wählen Sie einen Tageszeitpunkt, der gut für Sie und in Ihren Zeitplan passt. So sehr ich den Frieden und die Ruhe des morgendlichen Schwimmens liebe, zu dieser Zeit ist unsere Körpertemperatur natürlicherweise am niedrigsten. Ungeachtet der Jahreszeit fühlt sich das Wasser weniger kalt an, wenn Sie am Nachmittag oder am Abend schwimmen. Schwimmen am Nachmittag hat den zusätzlichen Nutzen, dass es heller und durch die Sonne wärmer ist. Ich stelle sogar einen großen Unterschied zwischen meiner üblichen Schwimmzeit morgens um 6:45 und ab und zu um 11 Uhr fest.

## Suchen Sie sich eine Begleitung oder eine Schwimmgruppe

Wenn Sie im Freien schwimmen, ist es zwingend erforderlich, dass Sie es mit anderen Menschen gemeinsam tun. Das ist von größter Wichtigkeit für Ihre Sicherheit. Da das offene Meer kein kontrolliertes Gebiet ist, besteht immer ein gewisses Risiko. Ein Gefühl von Risiko erweitert tatsächlich die Erfahrung, aber minimieren Sie das reale Risiko, indem Sie nicht alleine sind.

Idealerweise können Sie eine Freundin oder einen Freund davon überzeugen mit Ihnen zu schwimmen, doch selbst wenn Ihnen niemand ins Wasser folgen möchte, bringen Sie jemanden mit, der von Land aus auf Sie achtet. So können Sie im Notfall Hilfe erhalten. Und nichts steigert das Hochgefühl nach dem Schwimmen mehr, als wenn man die Begeisterung, die Freude und das Lachen mit anderen teilen kann.

Vielleicht können Sie auch vor Ort eine Schwimmgruppe ausfindig machen oder sogar einen Verein. Außer Motivation und Kameradschaft können Gruppen Informationen über und Zugang zu den besten Badestellen bieten, und von ihnen kann man spezielle Tipps bekommen und bewährte Methoden erfahren, die über die in diesem Buch enthaltenen hinausgehen. Schwimmvereine verfügen vielleicht sogar über willkommene Einrichtungen, etwa Umkleidekabinen oder einen anderen geschützten Raum zum Umziehen und Duschen.

Ein weiterer Vorteil von Klubs – zumindest für all jene, die erfahren und selbstsicher genug sind, um größere Strecken im Freien zu schwimmen – ist, dass sie manchmal Schwimmkurse im Freien anbieten, die Nachhilfe in Bezug auf die Schwimmtechnik sowohl im Pool als auch im offenen Meer anbieten. Ein großartiges Beispiel dafür gibt es in Brighton, den sogenannten Pool2Pier-Kurs. Seit mehr als zehn Jahren werden so Hunderte von Menschen mit dem Ozean vertraut gemacht, darunter auch viele, die sich in der Folge meinem Schwimmverein in Brighton angeschlossen haben und jetzt regelmäßig mit mir um die Seebrücke schwimmen.

Um eine Gruppe in Ihrer Nähe zu finden, ist es einfacher, sich im Internet umzusehen oder eventuell sogar bei Ihrer örtlichen Wasserwacht nachzufragen. Schwimmvereine können auch dabei behilflich sein, Kontakte zu Gleichgesinnten weltweit herzustellen, vielleicht auch Triathlon-Vereine, da ihre Mitglieder bei offiziellen Wettkämpfen in der Regel in öffentlichen Gewässern schwimmen.

## Was Sie brauchen: Überprüfen Sie Ihre Ausrüstung

Bevor Sie sich ins Wasser wagen, sollten Sie sicherstellen, dass Sie für das Kaltwasserschwimmen richtig ausgerüstet sind. Manche Menschen haben nicht das Gefühl, dass sie überhaupt ausgerüstet sein müssen – wie ein Bild von einem meiner Freunde in einer überregionalen Zeitung zeigte. Die veröffentlichte Bildunterschrift unter dem berühmt-berüchtigten Foto des nackten Körpers lautete ernsthaft: „Kalter Pimmel unter freiem Himmel!" Nackt zu schwimmen, befürworte ich allerdings nicht. Tatsächlich ziehen manche Menschen noch einen zweiten Badeanzug über den ersten, um den anfänglichen Kälteschock für die empfindlicheren Körperpartien ein wenig abzumildern.

Diese Ausrüstungsgegenstände könnten Sie in Betracht ziehen:

- feste knallbunte Badekappe
- Schwimm-/Badeschuhe
- Neopren-Handschuhe
- Neoprenanzug

Ich persönlich halte neben einem Badeanzug oder einer Badehose eine knallbunte Badekappe für die einzig wichtige Ausrüstung. Sie hält den Kopf warm und macht Sie für andere Schwimmerinnen und Schwimmer sowie für Boote gut sichtbar. Die anderen Punkte sind ganz am Anfang großartige Optionen und können unter bestimmten Umständen auch notwendig sein.

Entgegen einer populären Meinung verlieren wir nicht 95 Prozent unserer Körperwärme über den Kopf. Diese Zahl stammt aus einer Studie mit Teilnehmern, deren restlicher Körper in einem Taucheranzug steckte. Proportional verlieren wir tatsächlich einen höheren Prozentsatz an Wärme über den Kopf, denn er ist schlecht isoliert und die Blutgefäße in der Schädeldecke ziehen sich nicht so zusammen wie an anderer Stelle im Körper, wenn es kalt wird. Manche Menschen tragen beim Kaltwasserschwimmen lieber eine Pudelmütze als eine Badekappe, verwenden Sie diese jedoch nur, wenn Sie lediglich das Gesicht ins Wasser tauchen und nicht den ganzen Kopf und wenn keine Wellen zu erwarten sind.

Schuhe können aus mehreren Gründen hilfreich sein, und im Winter habe ich beim Schwimmen immer etwas an den Füßen. Zum einen sind manche Badeplätze in der freien Natur felsig oder haben in anderer Hinsicht eine unangenehme Bodenbeschaffenheit, daher helfen Schuhe dabei, durch ein solches Gebiet zu kommen. Und dann kann man mit Schuhen die Füße tatsächlich schmerzfrei ins Wasser setzen. Sind die Wellen oder die Brandung rau oder grenzwertig, bieten Schuhe zusätzlichen Halt am Ufer, und so haben Sie den Vorteil, dass Sie bei ankommenden Wellen immer eine größere Stabilität haben und standfest bleiben, wenn Sie das Wasser verlassen.

Welche Schuhe sind am besten? Ich benutzte viele Jahre lang Neoprenschuhe – nur die leichten für den Sommer, da sie völlig ausreichten und viel leichter an- und auszuziehen sind als die dickere und wärmere Variante. Dann besuchte ich 2020 einen Freund in Cornwall. Da wir etwa viereinhalb Kilometer zu unserem Badeplatz laufen mussten, lieh er mir ein Paar sogenannte Aquaschuhe, die im Grunde ein leichter, einfacher Laufschuh sind mit einem Obermaterial aus Gaze, das dafür gedacht ist, nass zu werden. Ich wurde damit belohnt, dass sich das Schwimmen viel erfreulicher gestaltete. Ich spürte sie kaum an den Füßen. Und nach dem Schwimmen konnte ich damit praktischerweise laufen oder joggen, sodass ich keine Zeit damit vertun musste, sie in der Kälte an- und auszuziehen.

Schwimmhandschuhe mag ich zwar nicht, aber wenn die Wassertemperatur unter 10° C fällt, ziehe ich sie an. Ich schwimme draußen, um Spaß zu haben – nicht Schmerzen. Gleichwohl, so sehr ich sie auch mit Klebeband befestige, und selbst bei der Verwendung von speziell für das Schwimmen konzipierten Handschuhen, stelle ich fest, dass sie schnell mit Wasser volllaufen. Ich betrachte sie als notwendiges Übel bei niedrigeren Temperaturen.

## SCHWIMMBOJEN

Aufblasbare Schwimmbojen sind ein etwas umstrittenes Thema. Es sind aufblasbare Vorrichtungen, die über ein dünnes Seil an einem Gürtel befestigt sind und die Sie beim Schwimmen hinter sich herziehen. Es besteht kein Zweifel, dass Sie dadurch im Wasser noch sichtbarer werden, und viele davon enthalten eine zusätzliche Tasche, was angenehm ist, denn darin kann man Schlüssel und sogar Kleidung verstauen. Bei einem Massenschwimmen können sie jedoch zu einer definitiven Gefahr werden, wenn sie sich ineinander verhaken und Menschen nach unten ziehen.

Es ist jedoch wichtig zu wissen, dass sie nicht wie Rettungswesten zur Lebensrettung gedacht sind. Die überwiegende Mehrheit von ihnen ist nicht ausreichend schwimmfähig, um das Gewicht eines erwachsenen Menschen tatsächlich für längere Zeit zu halten, das bedeutet, sie sind keine Hilfe für die Sicherheit.

Sie können Ihnen auch bei der Schwimmbewegung ins Gehege kommen. Ich bin gerne so unbelastet wie möglich (im Rahmen der Schicklichkeit), daher verwende ich sie sehr selten und werde organisierte Schwimmveranstaltungen immer meiden, bei denen sie erforderlich sind.

Gleichwohl, wenn die Sichtbarkeit im Wasser eine hohe Priorität hat oder die Boje Ihnen das nötige Selbstvertrauen gibt, um im kalten Wasser zu schwimmen, dann ist ihr Einsatz sinnvoll.

Und schlussendlich finde ich es sehr umständlich, einen Neoprenanzug an- und auszuziehen, und man hat dann auch noch die Unannehmlichkeit, ihn mit sich herumtragen zu müssen. Ich halte lieber das anfängliche Unbehagen der Kälte aus, als auf das Gefühl von Wasser auf der Haut zu verzichten, und ich würde lieber weniger Zeit im Wasser verbringen, dafür ohne Neoprenanzug, als länger mit Anzug zu schwimmen.

Bedenken Sie auch immer, dass ein Neoprenanzug zwar die Kälte mildert, aber eben auch die physiologischen Wirkungen des Kaltwasserschwimmens. Die Reaktion des Körpers auf die Kälte hängt sowohl von der absoluten Wassertemperatur ab als auch davon, wie schnell man auskühlt, und das wird durch das Tragen eines Neoprenanzugs verringert. Das ist auch der Grund dafür, warum kaltes Duschen – das zwar nachweislich eine gewisse Wirkung hat – nicht so wirksam ist, wie das Eintauchen ins Wasser mit dem ganzen Körper.

Nichtsdestotrotz brauchen manche Menschen einen Neoprenanzug, einfach um überhaupt ins Wasser gehen zu können, und wenn das bei Ihnen so ist, dann tragen Sie einen. Ich versichere Ihnen, dass Sie trotzdem die Vorteile des Kaltwasserschwimmens erleben, wenn sie vielleicht auch nicht ganz so dramatisch sein könnten.

Noch eine Sache: Vergessen Sie nicht, Handtücher und trockene Kleidung mitzunehmen, um sich nach dem Schwimmen umzuziehen. Mehr darüber finden Sie unter „Regel Nr. 5: Raus aus dem Wasser, abtrocknen, rein ins Warme“ auf Seite 101.

KAPITEL 6

# Sechs Regeln für Sicherheit und Spaß im kalten Wasser

Haben Sie schon Ihren Plan für das Kaltwasserschwimmen gemacht? Ist Ihre Ausrüstung einsatzbereit? Wissen Sie schon, wo, wann und mit wem Sie schwimmen werden? Perfekt.

Wie bereits gesagt, im kalten Wasser zu schwimmen ist wirklich einfach, aber das macht es nicht leicht. Es ist anders als fast jedes andere Unterfangen. Man schwimmt nicht so wie am Mittelmeer, in der Karibik oder im Pool hinter dem Haus im August. Im Folgenden stelle ich Ihnen meine sechs Regeln für ein sicheres und vergnügliches Kaltwasserschwimmen vor.

**Regel 1:** Bevor Sie ins Wasser gehen, sollten Sie wissen, wie Sie wieder herauskommen

**Regel 2:** Wärmen Sie sich auf, bevor Sie ins Wasser gehen

**Regel 3:** Erst der Körper, dann der Kopf

**Regel 4:** Konzentrieren Sie sich auf Ihre Atmung

**Regel 5:** Raus aus dem Wasser, abtrocknen, rein ins Warme

**Regel 6:** Lieber gemeinsam als einsam – schwimmen Sie zusammen mit einer Freundin oder einem Freund

## Regel 1: Bevor Sie ins Wasser gehen, sollten Sie wissen, wie Sie wieder herauskommen

Agnes Allen liefert uns die erste Regel für das Schwimmen im Freien, die auch ziemlich gut auf alles andere zutrifft, was wir in unserem Leben unternehmen. „Man kommt fast überall leichter hinein als wieder heraus.“[24]

Lange bevor ich von Agnes‘ Regel hörte, wurde sie mir bereits Anfang der 2000er-Jahre bei einem jährlichen Weihnachtsschwimmen des Schwimmvereins Brighton deutlich gemacht. An jenem Morgen, viele Jahre bevor das Schwimmen im Freien populärer wurde, war ich schockiert, dass Hunderte von Menschen auftauchten, um es sich anzuschauen.

Es war ein schöner, aber sehr windiger Tag. In Brighton fällt der Strand bei Flut steil ab. Nähert sich der Wind einer Geschwindigkeit von 20 km/h, bilden sich mehrere große Wellenbrecher am Ufer, die oft als „Töchter des Piratenkapitäns“ bezeichnet werden. Wenn Sie sich mit ihnen anlegen, so heißt es, dann sind Sie tot. Ein Kubikmeter Wasser wiegt, buchstäblich und definitionsgemäß, eine Tonne. Eine einzige Welle zur Unzeit kann also jemanden, der sich im Wasser aufhält, in den Kiesstrand schmettern. Außerdem kann die Kraft der Wellen das Wasser am Rand so aufwühlen – auch gerne als „Waschmaschine“ bezeichnet – und Menschen, die sich im Wasser befinden, durcheinanderwirbeln, sodass sie nicht ans Ufer zurückgelangen.

Bei einer solchen Gelegenheit stand ich mit einigen anderen Vereinsmitgliedern am Rande des Ozeans, und wir stuften das Schwimmen in jenem Jahr als zu gefährlich ein.

Zwei oder drei der Schaulustigen beschlossen jedoch, es zu riskieren. Hilflos angesichts der Schwierigkeiten, aus diesen turbulenten Wassern wieder herauszukommen, haben Sie mit viel Glück und nur dank der Bemühungen von schwimmerfahrenen Vereinszugehörigen überlebt.

2019 wurde ich gebeten, die Vorteile des Schwimmens im Freien im englischen Frühstücksfernsehen in der Sendung *This Morning* zu erläutern. Natürlich musste das vor Ort gefilmt werden und diesmal war der

Veranstaltungsort der Fluss Ouse, wo das Schwimmen von einer lokalen Gruppe organisiert wurde. Als ich meine Bedenken darüber zum Ausdruck brachte, wie wir in den Fluss hinein- und wieder herauskommen würden – insbesondere, da die unerfahrene Moderatorin sich uns anschließen würde – wurde mir von der Veranstaltungsleitung gesagt, ich solle mir keine Sorgen machen: Sie würde eine entsprechend angepasste Leiter mitbringen, die so gekürzt war, dass sie hinten in ihr Auto passte, aber lang genug, um bis zum Grund des Flusses zu reichen. Diese erfüllte ihren Zweck perfekt und die Filmaufnahmen konnten ohne Zwischenfall abgeschlossen werden.

Vor nicht allzu langer Zeit machte ich während des Winters 2021 meine erste Erfahrung mit richtigem „Eisbaden" in einem zugefrorenen norwegischen See. Um das Wasser zugänglich zu machen, schnitt der Vater eines Freundes mit einer Kettensäge ein Loch in das zentimeterdicke Eis. Als ich nur mit Badehose bekleidet übers Eis lief, machte ich mir doch ein wenig Sorgen wegen der scharfen Kanten des Lochs, und ich war mir nicht sicher, ob ich auf dem Eis genügend Halt finden würde, um mich herauszuziehen. Meine Ängste wurden mir jedoch wieder genommen, als ich eine Leiter aus dem fast gefrorenen Wasser (0,3° C) herausragen sah.

Was ich damit sagen möchte: Wenn Sie Zweifel haben, ob Sie wieder aus dem Wasser herauskommen, dann steigen Sie nur hinein, wenn Sie festen Boden unter den Füßen am Boden spüren und im Wasser stehen können.

Lassen Sie weiterhin Vorsicht walten, insbesondere in bewegten Gewässern wie Flüssen und Meeren. Unsichtbare Objekte treiben oft direkt unter der Oberfläche. Im Ozean können Gezeiten und Stürme den Meeresboden von einem Tag zum anderen erschüttern und selbst schwere Gegenstände wie Betonblöcke verschieben. Auch wenn sie Ihnen beim Schwimmen vielleicht nicht in die Quere kommen, können sie Ihre Füße und Beine verletzen, wenn Sie tiefer hineingehen.

Gleichgültig wo Sie schwimmen, prüfen Sie immer alle Möglichkeiten, um auch wieder herauszukommen, bevor Sie ins Wasser gehen.

## Regel 2: Wärmen Sie sich auf, bevor Sie ins Wasser gehen

Es ist ein Mythos, dass man nicht ins kalte Wasser gehen sollte, wenn einem warm ist, weil der Temperaturunterschied einen Schock für den Körper darstellt.

Zu Beginn meiner Schwimmkarriere im kalten Wasser habe ich das auch geglaubt. Ich erinnere mich noch daran, wie ich an einem Morgen im Spätherbst mit dem Rad am Ufer entlangfuhr. Weder das Wetter noch das Wasser waren besonders kalt. Doch als ich mich dem Pier näherte, stellte ich fest, dass ich für die herrschenden Bedingungen zu leicht angezogen war und mir im Gegensatz zu meiner üblichen Erfahrung eher kälter als wärmer wurde. Ich erinnere mich daran, dass ich dachte: „Das macht nichts, denn das Meer ist kalt, und ich bin schon darauf eingestellt." Ich habe mich geirrt. Normalerweise bin ich mir bewusst, dass die Luft kalt ist, wenn ich den Strand hinuntergehe, doch in diesem Fall war mir innerlich schon unangenehm kalt. Als ich mich ins Wasser stürzte und – statt nach etwa einer Minute munter zu werden – immer tiefer einsank, verließ ich das Meer schon nach kurzer Zeit wieder. Ich sollte hinzufügen, obwohl diese spezielle Erfahrung unangenehm war, dass ich nach dem Aufwärmen die üblichen positiven Auswirkungen dennoch verspürte. Das veranschaulicht das Prinzip, dass fast jedes Schwimmen eine gute Erfahrung sein kann.

In jeder kalten Umgebung ist es am wichtigsten, die Körperkerntemperatur so nahe wie möglich im optimalen Bereich (von 36,5 bis 37,5 ° C) zu halten.

Wenn Sie ins Wasser gehen, während ein Teil der Hautdurchblutung „gefangen" bleibt (und den bereits erwähnten Hummereffekt verursacht), wird der Rest des Blutes in den Körperkern gedrückt. Je kälter dieses Blut ist, desto kälter wird der Kern. Sie sollten also dafür sorgen, dass das Blut, dass in den Körperkern gelangt, möglichst warm ist. Stellen Sie sich vor, dass Sie – wie ich das manchmal in einer Notfallsituation tun muss – einen Beutel mit Blut direkt aus der Kühlung in den Körper einer Person einbringen. Dabei kommt es viel eher zu einem Schock, als wenn Sie das mit angenehm warmem Blut machen. Wenn Sie bereits ausgekühlt sind,

## SCHAUMSCHLÄGEREI IM WASSER: WIE KALT IST ES WIRKLICH?

Ich kenne keinen einzigen Menschen in der Schwimmszene, der nicht fasziniert von der Wassertemperatur ist. Selbstverständlich gehöre ich auch zu dieser Kategorie – sogar so sehr, dass meine Doktorarbeit teilweise mit Temperaturmessung zu tun hat.

Ein guter Teil davon ist Angeberei: Je kälter das Wasser, desto besser die Geschichte. Wenn Sie also in Zahlen ausdrücken wollen, wie kalt das Wasser ist – ob aus Stolz, zum Vergnügen oder um der Wissenschaft willen –, dann brauchen Sie ein weiteres Werkzeug, ein Thermometer.

Idealerweise besorgen Sie sich eines, das auf eine Genauigkeit von +/- 0,1° C geeicht ist. Leider sind diese Thermometer sehr teuer. Trotz der Tatsache, dass digitale Thermometer die Temperatur auf eine Dezimalstelle genau anzeigen, liegen die günstigsten wasserdichten nur in einem angegebenen Genauigkeitsbereich von +/- 0,5° C, und viele andere lediglich bei +/- 1° C. Daher ist es wichtig, die Angaben vor dem Kauf zu prüfen.

Da die Genauigkeit variiert, sollten Sie die Wassertemperatur mithilfe von drei Thermometern überprüfen, wenn Sie eine offiziell anerkannte Eismeile schwimmen wollen.

Die andere Vorgabe, nach der man suchen sollte, ist die Äquilibrierungszeit – mit anderen Worten, wie lange es dauert, bis Sie ein Messergebnis erhalten. Das ist wichtig, wenn Sie, sagen wir, das Thermometer ins Wasser halten, während Sie in den Brandungswellen stehen.

Meiden Sie Infrarot- und kontaktlose Thermometer. Diese messen nur die Oberflächentemperatur, die ebenso ein Hinweis auf die Lufttemperatur wie auch auf die Wassertemperatur ist.

Die verfügbaren analogen Thermometer sind mit Alkohol gefüllt, doch dieser ist für eine zuverlässige und genaue Messung nicht stabil genug. Sie sind gut für Außentemperaturen und ungefähre Werte, doch für Menschen, die es beim Kaltwasserschwimmen ganz genau wissen wollen, sind sie nicht geeignet.

fühlt sich das Kaltwasserschwimmen also wie eine eiskalte Dusche „von innen" an.

Ich habe das tatsächlich in meiner Eigenschaft als Anästhesist erforscht. Zu den wirksamsten Möglichkeiten, Patienten während einer Operation warm zu halten, gehört der Einsatz besonderer Heizgeräte, um die intravenösen Flüssigkeiten und das Blut während der Infusion in den Körper zu erwärmen.

Der andere Faktor findet sich im zweiten Gesetz der Thermodynamik, das (auf eine Art) besagt, dass Wärme natürlicherweise von einem Gegenstand mit höherer Temperatur zu einem Gegenstand mit niedrigerer Temperatur fließt. Die Fließgeschwindigkeit ist proportional zum Gradienten; je kälter also die Peripherie ist, desto schneller verlieren Sie die Wärme aus dem Kern.

Daher ist die Theorie – je wärmer der Körper ist, desto größer ist der Kontrast zum kalten Wasser und daher auch der Kälteschock – nicht länger haltbar.

Die Art und Weise, wie Sie Ihren Körper aufwärmen, bevor Sie ins kalte Wasser gehen, ist ebenfalls wichtig.

Wenn Sie sich von außen nach innen aufwärmen – zum Beispiel, wenn Sie vor dem Schwimmen im beheizten Auto sitzen – verlieren Sie die Wärme tatsächlich schneller, wenn Sie anfangen zu schwimmen, als wenn Sie sich überhaupt nicht aufgewärmt hätten. Äußerliche Wärmequellen erwärmen die Umgebungsluft, also sorgen die Signale, die von Ihren Wärmerezeptoren an das Gehirn gesendet werden, dafür, dass dieses glaubt, Sie seien aufgewärmt, und es verhält sich entsprechend. Das Blut direkt unter der Hautoberfläche bleibt jedoch kühl oder kalt und wenn dieses Blut in den Körperkern gezogen wird, kühlt es Sie ab und verwirrt Ihr Temperaturregulierungssystem.

Wenn Sie sich dagegen durch sportliche Betätigung von innen nach außen aufwärmen, verlangsamen Sie den Abkühlungsprozess und haben eine größere Kontrolle über Ihre Umgebungs- und Körperkerntemperatur.

Ich fahre zum Schwimmen meist mit dem Rad an den Strand und wenn ich gelegentlich mit dem Auto fahren, stelle ich fest, dass sich das Wasser kälter anfühlt und das Hineingehen unangenehmer ist.

Während eines Aufenthalts in Norwegen begleitete ich eine Gruppe von Schulkindern zum Kaltwasserschwimmen. Vor dem Ausflug wies ich sie an, warme Kleidung über ihren Badesachen zu tragen. Bevor wir an jenem Morgen ins Wasser gingen, joggten wir in der Gruppe langsam die etwa zwei Kilometer von ihrer Schule zum lokalen See. Danach ging es ihnen absolut gut. Sie zitterten nicht einmal, obwohl sie nicht daran gewöhnt waren. Um sich danach wieder aufzuwärmen, liefen sie eher zurück zur Schule, als dass sie joggten.

Natürlich nutzen Skandinavier gerne eine externe Wärmequelle in Form einer Sauna, um sich vor dem Eintauchen ins eiskalte Wasser aufzuwärmen. Wir machten das auch, als ich zum Eisbaden in den gefrorenen See ging. In der Sauna wird Ihr Körper völlig mit Wärme „gesättigt“ und das gesamte Blut ist warm. Daher fühlte es sich nicht allzu schlimm an, als ich schließlich ins Wasser ging.

Eine Alternative zum Aufwärmen sind Atemtechniken. Für eine Form, die sogenannte Tummo-Technik, engagiert sich Wim Hof, ein niederländischer Extremsportler, der auch als der „Eismann“ bekannt. Die Tummo-Atmung wurde in der tibetischen Kagyu-Tradition entwickelt und ist eine Meditationstechnik, die Atemarbeit mit Visualisierungen kombiniert. Anwender visualisieren zum Beispiel eine Kerze, die von ihrem Bauchraum aus Wärme ausstrahlt und ihre Intensität über den gesamten Körper verbreitet. In der spirituellen Tradition steigt die Wärme auf, wird mit jedem

Atemzug strahlender und erreicht schließlich das Kronenchakra des Kopfes. Das scheint machbar und wirksam – und befähigt Wim Hof zweifellos zu den bemerkenswertesten Leistungen.

Die Tummo-Atmung ist jedoch eine kraftvolle Technik und sollte mit Bedacht angewendet werden. Eine erfahrene Yoga- und Atemlehrerin erklärte mir, dass es wichtig sei, sensibel darauf zu achten, wie der Körper reagiert, da diese Art von Technik Angstzustände steigern kann. Atmen kann ganz sicher die Energie im Körper erhöhen, doch es wäre kontraproduktiv, wenn dadurch Angstzustände angesichts einer herausfordernden Umgebung sich verstärken würden. Und wenn Sie sich dem regelmäßigen Kaltwasserschwimmen schließlich verschreiben, könnten Sie sich auch mit der sogenannten „antizipatorischen Thermogenese“ beschäftigen. Diese wurde durch den Kaltwasserschwimmer und Ausdauersportler Lewis Pugh dramatisch dokumentiert.

Bevor er in der Arktis und Antarktis schwamm, stieg Pughs Körperkerntemperatur um 2 ° C. Wissenschaftler schrieben diese Spitze einer Pawlowschen Reaktion auf das Kaltwasserschwimmen zu, während Pugh es unter Angst und Adrenalinausschüttung verbuchte.

Die antizipatorische Thermogenese ist weniger eine Technik als eine Körperreaktion. Eine offizielle Dokumentation bei einem anderen Menschen gibt es noch nicht, doch ich kann persönlich bestätigen, dass der Körper die Fähigkeit hat, seine Kerntemperatur zu erhöhen. Bevor ich eine Strecke von rund 10 Kilometern in der Themse schwamm, schluckte ich eine Kapsel, die meine Kerntemperatur maß. Kurz bevor ich ins Wasser ging, wurde eine Veränderung von rund 1° C verzeichnet. Ich vermute, dass Lewis in Bezug darauf, um wie viele Grade seine Kerntemperatur steigen kann, eine Ausnahme ist, doch meine Erfahrung lässt mich vermuten, dass die antizipatorische Thermogenese eine automatische Fähigkeit bei den Menschen ist, die Kaltwasserschwimmen betreiben.

## Regel 3: Erst der Körper, dann der Kopf

Es gibt im Wesentlichen zwei Möglichkeiten ins Wasser zu gehen, nämlich schnell oder langsam.

Hauptsächlich ist das ganz eine Sache der persönlichen Präferenz. Ich bin zum Beispiel eher ein Leichtgewicht und selbst nach all den Jahren gehe ich noch immer nicht gerne in kaltes Wasser. Daher mache ich das langsam, vermutlich in der vergeblichen Hoffnung, dass es dadurch weniger unangenehm ist.

Je nach Wassertemperatur kann das Hineingehen von „ein wenig unangenehm" bis „ziemlich schmerzhaft" reichen. Tatsächlich ist eine der häufigsten Techniken, um jemandes Schmerzempfindlichkeit festzustellen, die betreffende Person die Hand in Eiswasser tauchen zu lassen. Eine solche Studie ergab, dass Fluchen die Schmerzwahrnehmung verringerte.[25] Dieser Studie wurde 2010 ein „Anti-Nobelpreis" verliehen, der für Leistungen vergeben wird, die Menschen zuerst zum Lachen und dann zum Nachdenken bringen. Laut der Studie funktionierte das nur bei Menschen, die nicht gewohnheitsmäßig fluchen, es wirkt also ausschließlich bei höflichen Schwimmerinnen und Schwimmern. Eine Nachfolgestudie berechnete, wann die Häufigkeit des gewohnheitsmäßigen Fluchens so hoch war, dass die Schmerzwirkung ausblieb.

Gehen Sie langsam hinein und fluchen Sie oder rennen Sie hinein und schreien Sie. Aber springen oder tauchen Sie nicht kopfüber ins Wasser. Gehen Sie zuerst mit den Füßen hinein und tauchen Sie dann mit dem Körper so schnell hinterher, wie es für Sie angenehm ist, aber bleiben Sie mit dem Kopf über Wasser, bis Sie Ihre Atmung wieder unter Kontrolle haben.

Es dauert eine Weile, bis sich Menschen mit dem Kopf im kalten Wasser wohlfühlen, doch das ist auch im Hinblick auf die Sicherheit wichtig. Erstens ist das so wegen des „Einatem"-Reflexes und der Hyperventilation; wenn Sie Ihren Kopf unter Wasser bringen, bevor Sie sich anpassen konnten, riskieren Sie, Wasser in die Lunge zu atmen. Zweitens kann, in extrem seltenen Fällen, das plötzliche Eintauchen des Gesichts gleichzeitig das sympathische Nervensystem und den Kampf-oder-Flucht-Reflex sowie das parasympathische Nervensystem inklusive der Ruhen-und-Verdauen-Reaktion stimulieren. Geraten beide Systeme in Konflikt miteinander – da ja normalerweise immer nur das eine oder das andere aktiv ist – kann das zu anormalen und ganz und gar nicht hilfreichen elektrischen Impulsen im Herzen führen.

## KÖPFCHEN IN DAS WASSER, SCHWÄNZCHEN IN DIE HÖH': VON ENTEN UND DELFINEN

Wenn Sie lernen, mit Ihrem Kopf unter Wasser zu gehen, gewinnen Sie Selbstvertrauen, können sicherer mit den Wellen umgehen und genießen es bald. Es ist tatsächlich so, sobald Sie Übung darin haben, kontrolliert unterzutauchen und Sie auf das kalte Wasser eingestellt sind, dann können sie auch als Erstes mit dem Kopf eintauchen.

Diese Techniken sind ein wesentlicher Teil der Kaltwassertherapie. Doch, wie Mike Morris es ausdrückt, das ist „verdammt schwer zu erklären und sollte mithilfe eines begleitenden Diagramms veranschaulicht werden!" Übrigens, wenn Sie sich nicht sicher sind, ist es wahrscheinlich am besten, wenn Sie es unter Beaufsichtigung lernen. Die folgende Ausführung erklärt die beiden Grundtechniken:

**Das Delfin-Tauchen:** Mit dieser Technik kommen Sie durch die Brandung und vermeiden, von den ankommenden Wellen „zurückgeschlagen" zu werden. Wenden Sie sie jedoch erst an, wenn Sie schon im Wasser sind und sich „akklimatisiert" haben. Kommt dann eine Welle, tauchen Sie mit über dem Kopf vorgestreckten Händen in Tauchstellung nach vorne durch. Ziehen Sie sich mit den Händen am Meeresboden entlang, damit haben Sie mehr Halt, um weiter hinaus ins Meer zu kommen. Atmen Sie aus, während Sie unter Wasser sind. Wenn Sie an die Oberfläche kommen, nehmen Sie einen raschen Atemzug und wiederholen das, bis Sie die Brandungswellen hinter sich gebracht haben.

**Das Enten-Tauchen:** In der Kaltwassertherapie nutzen wir diese Technik, um allen Beteiligten das Vertrauen zu vermitteln, dass sie ihre Ängste überwinden und vollständig ins Wasser eintauchen können. Am besten nutzt man sie dann, wenn das Wasser so tief ist, dass man nicht mehr stehen kann und durch das Körpergewicht nach unten zum Boden gezogen wird. Bringen Sie zuerst die Hände in Tauchposition über den Kopf. Schwingen Sie dann die Arme wie ein Windrad nach vorne, sodass der Kopf nach unten zum Boden taucht und die Beine oben aus dem Wasser ragen. Halten Sie die Beine und die Zehen senkrecht und lassen Sie sich vom Gewicht der Beine nach unten ziehen, bis Sie den Boden erreichen. Dann tauchen Sie mit dem Kopf voraus wieder nach oben an die Oberfläche.

## Regel 4: Konzentrieren Sie sich auf Ihre Atmung

Das kalte Wasser nimmt Ihnen den Atem. Es verursacht fast immer eine Hyperventilation, die sich wie eine Panikattacke anfühlen kann. Denken Sie daran und halten Sie durch – in dem Wissen, dass es sehr schnell vorübergeht.

Sobald Sie das überstanden haben, können Sie aus dem Wasser gehen, wenn Sie möchten. Um die Vorteile des Kaltwasserschwimmens zu nutzen, brauchen Sie gar nicht lange im Wasser zu bleiben. Sie müssen dafür noch nicht einmal schwimmen. Tatsächlich baden viele Menschen einfach nur oder bewegen sich auf einer bestimmten Stelle hin und her, was liebevoll als „Tauchen“ bezeichnet wird, bis die Hyperventilation nachgelassen hat.

Meiner Meinung nach ist es am wichtigsten, so lange im Wasser zu bleiben, bis Sie Ihre Atmung wieder bewusst kontrollieren können. Das entspricht der Zeitdauer, die benötigt wird, um in den Genuss der Vorteile des Kaltwasserschwimmens zu kommen. Ich sagte das Kirsti, als sie begann, ein wöchentliches Kaltwasserschwimmen für ihr Team zu organisieren, und sie gab mir die Rückmeldung, das sei der nützlichste Ratschlag gewesen, den sie je bekommen habe, wenn es darum geht, neue Menschen für die Kälte zu erwärmen.

Sobald Sie Ihre Atmung wieder unter Kontrolle haben, ist die nächste wichtige Maßnahme, das Gesicht ins Wasser zu tauchen, um eine entzündungshemmende, parasympathische Reaktion hervorzurufen. Es muss nicht der ganze Kopf sein; Sie müssen nicht komplett untertauchen. Bleiben Sie trotz einer anfänglichen kurzen Unannehmlichkeit mit dem Gesicht für ein paar Sekunden im Wasser, bis der Schockmoment vorüber ist. Machen Sie das dreimal.

Normalerweise schlage ich vor, mindestens drei Minuten im Wasser zu bleiben, doch bei mir persönlich variiert die Dauer, die ich im Wasser verbringe, erheblich. Im Sommer, wenn das Wasser an der englischen Küste kalt, aber nicht eiskalt ist, schwimme ich vielleicht eine Stunde oder auch länger. Sobald die Wassertemperatur auf etwa 11° bis 12 ° C sinkt, gelingt es mir nur, etwa 15 angenehme Minuten im Wasser zu sein, in denen ich bei Ebbe um die Mole schwimme. Bei 8 ° bis 9 ° C sind es nur etwa fünf Minuten – vielleicht auch einmal zehn, wenn es gute Wellen gibt. Als ich in einem zugefrorenen norwegischen See beim Eisbaden war, blieb ich nur die drei entscheidenden Minuten drin – vielleicht war es sogar noch kürzer. Aber egal, wie kurz oder lang ich im Wasser bleibe, ich fühle mich trotzdem für den Rest des Tages großartig. Ich habe tatsächlich festgestellt, dass trotz eines lediglich kurzen Kontakts mit dem Wasser der Kick bei ziemlich niedriger Temperatur immer noch größer ist, als bei einem längeren Schwimmen in wärmerem Wasser.

Für mich ist das ein Hinweis darauf, dass der hauptsächliche Nutzen während dieser ersten paar Minuten im Wasser auftritt.

Je länger und kraftvoller Sie schwimmen, desto mehr Übung bekommen Sie natürlich, was immer eine gute Sache ist. Und manche Menschen bleiben länger im Wasser, weil es ihnen einfach so viel Spaß macht. Bei mir ist es sicher so, dass ich tendenziell länger im Wasser bleibe, wenn die Windgeschwindigkeit höher ist und ich spielerisch und mit kindlicher Freude unter den Brandungswellen unterwegs bin. „Wir hören nicht auf zu spielen, weil wir alt werden", schrieb George Bernard Shaw, „wir werden alt, weil wir aufhören zu spielen."

## Regel 5: Raus aus dem Wasser, abtrocknen, rein ins Warme

Denken Sie bei Ihren ersten Schwimmausflügen bitte daran, mit kurzen Strecken zu beginnen, im flachen Wasser zu bleiben und sich warm zu halten.

Achten Sie darauf, wie Ihr Körper reagiert und verlassen Sie das Wasser, bevor Sie innerlich auskühlen. Wie lange das dauert, ist unterschiedlich, je nachdem, wie sich jeweils die Bedingungen und Besonderheiten verändern.

Ein gutes Zeichen dafür, dass Sie aus dem Wasser gehen sollten, ist die Bildung einer „Krallenhand". Das bedeutet, dass es schwierig ist, die Finger zusammenzubringen, wenn Sie die Hände bei den Schwimmzügen durch das Wasser ziehen. Das ist ein zuverlässiges Zeichen, auf das man achten sollte, denn es warnt Sie ausreichend früh, um sicher aus dem Wasser zu kommen, bevor es zu einer Hypothermie, also einer Unterkühlung, kommt (siehe Seite 105).

Mit diesem Wissen ausgerüstet können Sie die Zeit, die Sie im Wasser verbringen, sicher und allmählich verlängern. Mit der Zeit erkennen Sie ganz automatisch die Signale Ihres Körpers, die Ihnen sagen, wann Sie das Wasser verlassen sollen.

Sorgen Sie anschließend sofort dafür, trocken zu werden, und bleiben Sie nicht im Wind und in der Kälte stehen.

Die Luft isoliert sehr gut. Doch der Wärmeverlust wird nur wirksam reduziert, wenn Sie sich nicht ungeschützt der Umgebungsluft aussetzen. Bei diesem Schutz spricht man von einer „Grenzschicht". Und seine Wirksamkeit zeigt sich am stärksten bei Pinguinen, den am besten an die Kälte angepassten Tieren der Welt. Pinguine können ihre Körperkerntemperatur bei 37°C halten, und zwar auch dann, wenn die Umgebung der Antarktis -40° C kalt ist, und dabei sind die Winde des Kontinents von 90 km/h noch gar nicht berücksichtigt.

Um ihre Grenzschicht aufrechtzuerhalten, verfügen Pinguine über 300 Prozent mehr Gefieder als jeder andere Vogel. Und obwohl sie sich in großen Gruppen versammeln, berühren sie einander kaum, damit ihre Federn nicht gedrückt werden. So vermeiden Sie das Risiko, diesen wichtigen Isolierschutz durch die Luft um ihren Körper zu verlieren. Und während Menschen infolge der Durchblutung der Muskeln in ihren Gliedmaßen Wärme verlieren können, befinden sich bei den Pinguinen alle Muskeln im Rumpf.

Menschen verlieren im Allgemeinen über zwei hauptsächliche Mechanismen Wärme an die Umgebung, nämlich über Verdunstung und Konvektion (Wärmeströmung). Im Haus bleibt die Grenzschicht intakt, daher ist der Wärmeverlust minimal. Im Freien wird die isolierende Grenzschicht durch den Luftstrom gestört – tatsächlich schon bei nur 9 km/h – daher verlieren wir diese Schicht ganz und kühlen in der Folge viel schneller aus.

Wasser, das auf der Haut verdunstet, ist eine äußerst wirksame Art, um Wärme abzuleiten. Daher behält der Mensch seine Körpertemperatur in einer heißen Umgebung durch Schwitzen bei. Bei ungeschützten Schwimmerinnen und Schwimmern kommt es leider auch in der Kälte zu einem Wärmeverlust durch das Wasser, das am Körper verdunstet. Wenn Sie also nach dem Schwimmen am Strand stehen und dem Wind ausgesetzt sind, verlieren Sie aufgrund einer vermehrten Verdunstung sogar mehr Wärme durch die kombinierte Wirkung von Wind und Feuchtigkeit.

Daher empfehle ich immer, sich zuerst so schnell wie möglich mit einem Handtuch abzutrocknen und sich dann ausreichend warm anzuziehen, damit die isolierende Luftschicht um den Körper erhalten bleibt und Sie vor der Windkälte schützt. Wenn es extrem kalt ist, trage ich zwei Ponchos, unter denen man sich umziehen kann, übereinander. Doch Sie könnten auch eine Basisschicht aus Wolle, einen Kapuzenpulli, eine dicke Jacke und eine Jogginghose oder andere passende Kombinationen übereinander ziehen. Die (im Allgemeinen teure) Spezialausrüstung ist komfortabel, aber unnötig.

Und bevor Sie ins Wasser gehen, sorgen Sie dafür, dass diese Kleidung an einem für den schnellen Ausstieg aus dem Wasser geeigneten Platz liegt.

Nach einem unserer norwegischen Tauchgänge im Eis des Meeres stellte mein elfjähriger Sohn Ib fest, was für ein Luxus es war, in warme Kleidung zu schlüpfen. Natürlich waren unsere Kleider überhaupt nicht warm, aber sie fühlten sich im Vergleich zu dem kalten Wasser warm an. Wir brauchten nicht einmal eine Minute, um uns abzutrocknen und zwei Schichten Kleidung anzuziehen, bevor wir uns auf den Weg nach Hause machten – und diese Aktivität wärmte uns weiter auf. Man kann gut feststellen, dass die Sinne durch das Wasser oft so betäubt sind, dass sich die kalte Luft gar nicht so kalt anfühlt. Zumindest am Anfang. Doch seien Sie versichert, die Luft ist kalt, und Ihre Körpertemperatur sinkt weiter ab, sobald Sie das Wasser verlassen. Wärmen Sie sich also auf und halten Sie sich durch schnelle Bewegung warm.

Viele der knorrigen Schwimm-Veteranen, die entsetzt über die neuerdings gestiegene Anzahl von Kaltwasserschwimmerinnen und -schwimmern sind, wollen sich nicht anziehen, doch dadurch wird der Wärmeverlust verringert und der Körper vor dem Wind geschützt. Mein einziges Problem damit ist, dass die Kleidung, die am meisten bringt, groß und schwer ist. Das kann ein Problem sein, wenn ich sie danach den ganzen Tag mit mir herumschleppen muss.

Was die Handtücher betrifft, so ist natürlich jedes geeignet, doch ich bin ein Fan von leichten Mikrofaserhandtüchern. Selbst die größten von ihnen lassen sich so klein zusammenlegen, dass ich sie mit Schwimmbrille, Badekappe und Badehose fast überallhin mitnehmen kann, für den Fall, dass ich sie brauche, wenn ich bei einem Notfall ins Wasser muss. Und sie werden auch meinem nicht unerheblichen Schamgefühl gerecht. Die meisten Leute kommen aus dem kalten Wasser und fühlen sich hauptsächlich innerlich warm, doch aufgrund der sogenannten Nachkühlung, ein Phänomen, das auch „Afterdrop“ genannt wird, also einem weiteren Absinken der Körperkerntemperatur nach einer beendeten Kälteexposition, kann sie mehr als 30 Minuten lang sinken – und immer weiter sinken –, nachdem wir aus dem Wasser gekommen sind. Das ist ein weiteres Beispiel dafür, wie das zweite Gesetz der Thermodynamik sich auf das Schwimmen im Freien anwenden lässt. Die Wärme fließt natürlicherweise von einem Gegenstand höherer Temperatur zu einem Gegenstand niedrigerer Temperatur, sodass nach einem Untertauchen die Wärme vom Körperkern zur Peripherie fließt, da das Körperinnere wärmer ist als das Körperäußere. Daher müssen wir einen weiteren Wärmeverlust über die Haut vermeiden und uns bewegen oder sportlich betätigen, um uns aufzuwärmen.

Der Körper ist natürlich sehr klug. Wir zittern, wenn wir frieren, weil die unwillkürliche Muskelaktivität Wärme erzeugt. Manchmal reicht das aus. Doch an kälteren Tagen oder nach dem Kaltwasserschwimmen bedarf es einer vermehrten Muskelaktivität zum Aufwärmen. Daher empfehle ich eine sportliche Betätigung vor und nach dem Schwimmen. Seien Sie jedoch vorsichtig: Wenn Sie sich nach dem Schwimmen oder beim Sport benommen fühlen, setzen oder legen Sie sich sofort auf den Boden. Packen Sie sich möglichst warm ein und stehen Sie erst wieder auf, wenn das Gefühl weg ist.

Wenngleich ich nach dem Schwimmen eine sportliche Betätigung zum Aufwärmen vorziehe, so gibt es doch noch andere häufige angenehme, wenn auch nicht unbedingt ebenso wirksame Methoden, etwa eine warme Dusche, ein Heißgetränk oder ein Saunabesuch. Manche Menschen haben Bedenken in punkto heißer Dusche oder Getränke, doch meiner Meinung nach sind diese etwas fehl am Platz. Mit ein wenig Vorsicht und gesundem Menschenverstand besteht hier keine Gefahr.

Beim Duschen gibt es zwei potenzielle Probleme. Das eine, von dem ich sehr oft höre, ist die übermäßig schnelle Erweiterung der Blutgefäße in der Haut, wodurch das Blut schnell aus dem Körperkern abfließt und es zu einem Blutdruckabfall und einer Ohnmacht kommen kann. Das ist zwar eine berechtigte Sorge, ich habe das jedoch in fast zwei Jahrzehnten kein einziges Mal zu sehen bekommen.

Die wahrscheinlichere Gefahr droht bei einer heißen Dusche durch eine potenzielle Hautverbrennung. Da Ihre Haut durch die Kälte gefühllos geworden ist, merken Sie vielleicht gar nicht, dass das Wasser zu heiß oder sogar so heiß ist, dass Sie sich verbrühen können. Da die Haut auch nicht so gut durchblutet wird, kann die überschüssige Hitze nicht sofort abtransportiert werden, es könnte zu einem Hitzestau und einer Schädigung der Haut kommen. Ich rate daher, mit einer lauwarmen Dusche zu beginnen und die Temperatur erst dann zu steigern, wenn das Gefühl in die Haut zurückkehrt.

Auf diese Weise geht man auch in Krankenhäusern vor. Das Behandlungsziel von Patienten mit einer unfallbedingten Unterkühlung ist, sie im gleichen Tempo wieder aufzuwärmen, wie sie wahrscheinlich ausgekühlt sind, was sehr vernünftig ist.

## UNTERKÜHLUNG

Beim Schwimmen ist es wichtig, zwischen einer Gewöhnung an die Kälte und den Anzeichen einer beginnenden Unterkühlung (Hypothermie) zu unterscheiden.

Während es sich lohnt, dass man sich den Herausforderungen der Kälte stellt, ist das Schwimmen bis zu einer Unterkühlung ein konkretes Risiko. Manche Studien zeigen, dass jeder Temperaturabfall unter den Normalbereich zwischen 36,5° und 37,5° C mit erhöhten Komplikationen während und nach einer Operation einhergeht, obwohl die unbeabsichtigte Unterkühlung durch eine Körperkerntemperatur von 35° C und weniger definiert ist. Meine eigene medizinische Forschung und Erfahrung weisen darauf hin, dass sich jedes Absinken unter den Normalbereich schädlich auf das Wohlbefinden und die Körperfunktion auswirkt, und sobald die Körperkerntemperatur im offiziellen Bereich einer Unterkühlung liegt, ist die Sache wirklich ernst.

Eine Unterkühlung stellt sich allmählich ein und zu ihren Symptomen gehören Zittern, Koordinationsstörungen, Trägheit, Schwäche und Schwierigkeiten mit dem Sprechen aufgrund von Kiefersteifigkeit.

Jeder Mensch reagiert zwar körperlich unterschiedlich, und wenn auch jedes Schwimmen anders ist, gibt es klassische Warnzeichen einer Unterkühlung. Achten Sie darauf bei sich selbst und bei den Menschen, die mit Ihnen schwimmen. Sie sollten sich also unbedingt merken, woran man eine Hypothermie erkennt:

- Murren – negative geistige Perspektive
- Straucheln –steifer Gang mit Tendenz zum Stolpern
- Nesteln – langsame Reaktionszeit, verminderte Koordination
- Nuscheln – Unfähigkeit, Worte klar zu artikulieren

Realistisch gesehen kommt es selten vor, dass Menschen klinisch und potenziell gefährlich unterkühlen. Während des Kaltwasserschwimmens sinkt unsere Körperkerntemperatur sicher ab, doch meist nur leicht und nicht weit genug, um erhebliche Probleme und Sorgen zu bereiten. Dennoch hat gelegentlich jemand ein wenig zu viel Spaß im Wasser und verausgabt sich zu sehr und zu lang.

Dabei kann es dann schon einmal zu den Anzeichen einer Unterkühlung kommen, die zuerst noch amüsant scheinen. Diese Menschen lachen über ihre eigene Unfähigkeit zu sprechen oder zu laufen, ohne dabei zu stolpern. Doch der Humor kann unter Umständen schnell vergehen.

Seien Sie daher vor allem wachsam in Bezug auf die genannten Anzeichen einer Unterkühlung, auch bei sich selbst. Das ist auch Teil der Bedeutung, Mitglied der freundlichen und hilfsbereiten Gemeinschaft derer zu sein, die im Freien schwimmen. Wir kümmern uns immer um die Menschen, die mit uns schwimmen. Wenn jemand so aussieht, als würde sie oder er Hilfe brauchen, dann bekommt dieser Mensch sie auch. Helfen Sie und verschwenden Sie keine Zeit.

Gemeinsames Schwimmen mit anderen macht nicht nur Spaß. Es geht dabei auch um die Sicherheit aller im Wasser.

Heißgetränke geben auch Anlass zur Sorge, hauptsächlich, weil manche Menschen die falsche Vorstellung haben, dass sich der Körper durch die Wärme im Magen in die Irre führen lässt und denkt, er sei nicht mehr kalt. Auch auf die Gefahr hin, mich zu wiederholen: Es geht um eine Erweiterung der Blutgefäße in der Haut, was zu einer Ohnmacht führen könnte.

In Wirklichkeit hat die tatsächliche Wärmemenge in einer Tasse – ob von heißer Schokolade, Tee oder Kaffee – so gut wie gar keine Auswirkung auf das Temperaturkontrollsystem des Körpers.

Die größte „Nebenwirkung", die ich beobachtet habe, ist das Verschütten des Inhalts über den Körper, weil die Menschen so zitterten, dass sie ihre Tasse nicht mehr ruhig halten konnten. Mit anderen Worten, ein warmes Getränk ist zwar immer willkommen, doch nehmen Sie es nicht als „Heilmittel", sondern reservieren Sie es für den Genuss.

Saunagänge sind indessen großartig – und sicher – sowohl vor als auch nach dem Schwimmen. Das liegt daran, dass die Wärme aus der Luft kommt, die deutlich weniger Wärmeenergie enthält als Wasser. Bedenken Sie, was für einen Unterschied es macht, ob Sie die Hand in einen auf 100° C aufgeheizten Backofen halten oder sie in einen Topf mit kochendem Wasser tauchen. Millionen von Patientinnen und Patienten wurden vor und nach einer Operation aufgewärmt, indem man ihnen warme Luft zugeführt hat und es ist dadurch – solange man die richtige Ausrüstung dafür benutzt hat – nahezu nie zu wärmebedingten Verletzungen gekommen.

Wenn Sie sich nach dem Kaltwasserschwimmen aufwärmen, vergessen Sie bitte nicht, den Augenblick zu genießen, wenn Sie sich wie verwandelt fühlen. Zu meinen liebsten Dingen gehört hier mein Körpergefühl, wenn ich aus dem Wasser komme und es mit dem Gefühl vergleiche, kurz bevor ich ins Wasser gegangen bin. Es kann sein, dass ich nun den Wind und den Regen als angenehm wahrnehme, während ich vorher beides als so unangenehm empfand, dass ich an meinem Verstand zweifelte. Oder es kann umgekehrt sein, dass alle Schmerzen, die Steifigkeit und die allgemeine Müdigkeit durch eine Radtour von mehr als 16 Kilometern nach dem Schwimmen völlig verschwunden sind.

Nehmen Sie beim Verlassen des Wassers den Augenblick und alle Ihre körperlichen Empfindungen wahr. Sie können angenehm sein, wie das Streicheln des Windes auf der kalten Haut, oder auch nicht, wie die Steine unter den Füßen. Hören Sie auf den Klang der brechenden Wellen, das Plätschern des Wassers, das Schlagen Ihres eigenen Herzens, das Lachen und die Freudenschreie, die um Sie herum widerhallen.

Alle diese Empfindungen verbinden Sie mit der physischen Welt. Nichts existiert alleine, sondern nur in Bezug zu anderen Dingen – unsere Sinne, die von der Herausforderung durch die Kälte geschärft sind, gehen eine kraftvolle Verbindung mit der Welt ein und bringen uns ins Leben zurück. Gleichzeitig gibt uns die innere Verwandlung das Gefühl, dass wir mit Leichtigkeit durch Raum und Zeit reisen können, ausgestattet mit einer neuen Klarheit und einer willkommenen Leichtigkeit von Geist und Körper.

## Regel 6: Besser gemeinsam – schwimmen Sie zusammen mit einer Freundin oder einem Freund

Kaltwasserschwimmen geht auch allein, man muss dafür keine Gruppe um sich scharen, aber ich würde es nicht empfehlen. Ich halte die Erfahrung für viel erfreulicher – und sehr, sehr viel sicherer – wenn Gleichgesinnte dabei sind. Ich schlage vor, dass Sie sich bei der Vorbereitung auf Ihre eigene Erfahrung mit dem Kaltwasserschwimmen an Menschen vor Ort wenden, die das schon praktizieren. Außer dass diese Gruppen Sie mit der größeren Gemeinschaft der Kaltwasserschwimmerinnen und -schwimmer bekannt machen, kennen sie oft die besten Schwimmplätze und haben spezifische Tipps und bewährte Vorgehensweisen für Sie.

Bevor Sie also in die kalten Fluten steigen, recherchieren Sie im Internet oder erkundigen Sie sich bei Ihrer Gemeinde, Vereinen oder Badeanstalten vor Ort, wo Sie das machen möchten. Eine Sache sollten Sie in Betracht ziehen, und zwar den Besuch eines Schwimmkurses, der speziell für das Schwimmen im Freien über kurze und mittlere Entfernungen konzipiert ist. In Brighton gibt es zum Beispiel eine Organisation, die

Kurse und Schulungen in Bezug auf diese Technik anbietet – sowohl im Freibad als auch in Gewässern – und so können unmittelbare Bedenken ausgeräumt und Sie auf den Sprung ins kalte Wasser vorbereitet werden. Kurse dieser Art gibt es weltweit.

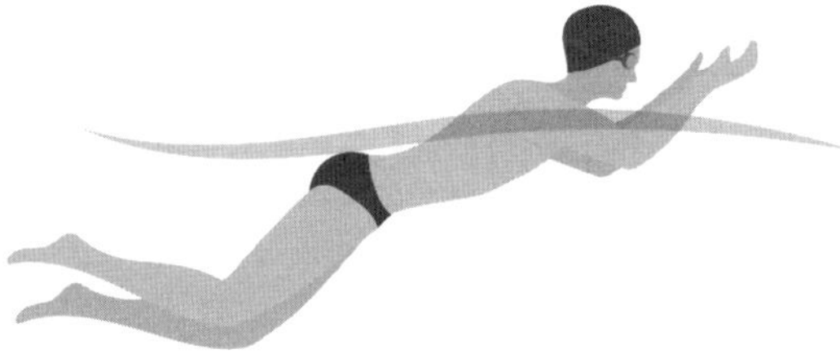

TEIL III

# DIE KALTWASSER-SCHWIMMKUR

KAPITEL 7

# „Ich erhole mich im Meer“

## Chronische Schmerzen

**Grant, inzwischen Anfang 50, leidet an Rückenschmerzen,** seit er sich im Alter von 20 Jahren beim Surfen eine Rückenverletzung zugezogen hat. Bis dahin war er unglaublich aktiv, spielte Squash und war auf dem besten Weg, ein professioneller Radsportler zu werden, obwohl er sagt, dass Surfen „sein Leben“ war. Trotz einer Größe von 1,83 Meter wog er nur 63 Kilo. Es gefiel ihm, dass er die perfekte Statur für einen Radsportler oder Squash-Spieler hatte, doch es macht ihn gleichzeitig anfällig für solch eine schwerwiegende Rückenverletzung.

Eine Woche vor seinem 21. Geburtstag kippte sein Rücken beim Surfen auf den Wellen vor der Küste von Devon „einfach weg“. Als er am nächsten Morgen aufwachte, stellte er fest, dass er sich nicht rühren konnte – eine äußerst erschreckende Erfahrung, insbesondere für einen jungen Mann. Seine Muskeln hatten sich verkrampft. Nachdem der Hausarzt seine Schmerzen nicht ernst nahm, gab Grant das wenige Geld, das er hatte, für eine Kernspintomographie aus, bei der festgestellt wurde, dass er einen Bandscheibenvorfall hatte zwischen L5, dem 5. Lendenwirbel, und S1, dem 1. Lendenwirbel, und dieser drückte auf den Ischiasnerv. Der ersten Operation unterzog er sich im September 1991.

Obwohl seine Schmerzen anhielten, schaffte es Grant zurück auf das Surfbrett – allerdings musste er das professionelle Radfahren aufgeben. Um seiner Leidenschaft weiter nachgehen zu können, nahm er eine Stelle als Manager eines Freizeitparks an, um möglichst oft surfen zu können. Fast 20 Jahre später kam es jedoch ein zweites Mal zum Vorfall derselben Bandscheibe und 2015 zu einem Vorfall der Bandscheibe darüber.

Das bedeutete das Aus für das Surfen. Grant zog sich aus seinem Freundeskreis und der Gemeinschaft, zu der jahrelang gehörte, zurück, denn weiterhin Zeit an den Stränden zu verbringen, die er so sehr genossen hatte, war für ihn jetzt einfach zu schmerzlich. In dieser Phase begann ein Teufelskreis aus Schmerzen und Depressionen.

Bis zum Herbst 2020 nahm Grant einen Cocktail aus starken Schmerzmitteln ein, darunter Pregabalin (ursprünglich ein Präparat gegen Epilepsie) und zwei hochwirksame Opioide, Morphinsulfat und Tramadol. Und das, obwohl er hart daran gearbeitet hatte, Bewegungsabläufe zu entwickeln, die es ihm erlaubten, ein so erfülltes Leben zu führen, wie sein Zustand es zuließ. Grant wurde klar, dass er von diesen Medikamenten abhängig war und davon loskommen wollte. Er versuchte es mit einem sogenannten kalten Entzug und stellte die Einnahme von einem Tag auf den anderen ein, doch er kam mit den Entzugserscheinungen nicht zurecht, die ihn an einen scheußlichen Kater erinnerten – Kopfschmerzen, Benommenheit, körperliche Schmerzen und Übelkeit. Er war außerdem antriebslos und fühlte sich reizbar und niedergeschlagen. Im Gegensatz zu einem Kater hielten diese Entzugssymptome jedoch mehrere Wochen an. Er sagt: „Ich spürte ein echtes Verlangen, wieder mit diesen Pillen anzufangen."

Trotzdem saß Grant nicht einfach herum und bemitleidete sich selbst. Er war inzwischen als Maler und Dekorateur tätig und der Beruf hielt ihn körperlich auf Trab. Wenn er nicht arbeitete, verbrachte er Stunden damit, am Wasser entlangzugehen, um nach Schätzen und Tand zu suchen und Treibholz zu sammeln. Der Schlüssel zum Umgang mit seinen Schmerzen war, so fand er heraus, in Bewegung zu bleiben. Tat er das nicht, konnte er sich überhaupt nicht bewegen.

Seine Spontankur erwies sich als so wirksam, dass die meisten Menschen keinen blassen Schimmer davon hatten, dass er unter chronischen

Schmerzen und Depressionen litt. Wie viele britische Männer, die sich keine Schwäche anmerken lassen, wollte er weder eine Last noch ein Jammerlappen sein. Daher behielt er seine Schmerzen und Beschwerden für sich, wodurch seine Einsamkeit und Entfremdung sich immer weiter verschlimmerten. „Die Beschäftigung mit psychischen Gesundheitsproblemen ist ein einsames Geschäft“, erzählte er mir und schüttelte den Kopf.

Zum Glück brachte ihm das Schwimmen Erleichterung. Im Sommer schwamm er im Meer und wenn es kalt wurde, ging er häufig in ein Hallenbad vor Ort. Das reichte jedoch nicht aus, um den Kreislauf aus Depressionen und Schmerzen zu durchbrechen. Er wurde so schlimm, dass er sich für weitere Antidepressiva fast wieder an seinen Arzt gewandt hätte. Zum ersten Mal in seiner zwanzigjährigen Leidenszeit erwog er auch, sich in eine spezielle Schmerzklinik einweisen zu lassen. Dann sah er zufällig einen Bericht in den lokalen BBC-Nachrichten über unsere erste Kaltwassertherapie. Grant sagte seinen Arzttermin ab und meldete sich sofort für den Kurs an.

Wir begannen im Oktober, als das Wasser wenig einladende 15° C hatte. Grant, der zitternd am Strand stand, ging vorsichtig in die Brandung. Der Kälteschock rüttelte seine Sinne wach, und er kämpfte gegen seinen Instinkt, sich wieder in sein warmes, gemütliches Auto zurückzuziehen. Als er nach Hause kam, bemerkte er, dass er keine Schmerzen mehr hatte.

## Schmerzen sind einfach, Schmerzen sind komplex

Ich arbeite nach bestimmten Grundprinzipien und gebe zu, dass es mich Mühe kostet, mich an alle Fakten zu erinnern. Ich erinnere mich jedoch an eine Definition aus meinen Abschlussprüfungen, nämlich an die von Schmerzen: „Eine unangenehme sensorische und emotionale Erfahrung, die mit einem tatsächlichem oder potenziellen Gewebeschaden einhergeht oder einherzugehen scheint.“

Schmerzen sind genau so einfach. Und auch wieder nicht.

Jeder Mensch glaubt instinktiv, dass er das Wort Schmerz versteht. Doch wenn wir innehalten und uns seine volle Bedeutung klarmachen, dann ist es ziemlich außergewöhnlich, wie ein so einfacher Begriff sich auf ein solch komplexes Geschehen übertragen lässt. Der Vorgang ist tatsächlich so komplex, dass die International Association for the Study of Pain (IASP), also der Internationale Verband für die Untersuchung von Schmerz, zwei Jahre brauchte, um die Aufnahme von sechs Hauptcharakteristiken in die anerkannte Definition von Schmerz zu überprüfen – oder eher, um sie darum zu erweitern.

Unser intuitives Verständnis von Schmerz ist, ganz allgemein gesprochen, ein Sachverhalt, der in der Physiologie als „Nozizeption", also Schmerzwahrnehmung, bezeichnet wird; es handelt sich um den (relativ) direkten Prozess eines schädlichen Reizes, der dazu führt, dass ein Schmerzrezeptor ein Signal zum Gehirn feuert. Die Komplexitäten erwachsen aus der vielschichtigen Interpretation dieses Signals im Gehirn. Deshalb ist Schmerz laut IASP immer eine persönliche Erfahrung, die in unterschiedlichen Graden von spezifischen biologischen, psychologischen und sozialen Faktoren beeinflusst wird. Menschen lernen, Schmerz durch Lebenserfahrungen zu begreifen. Schmerz dient meist einer wirksamen und wichtigen adaptiven Rolle – sein Feedback ist entscheidend dafür, wie wir lernen, Gefahr zu vermeiden. Pannen im vielschichtigen Interpretationssystem können jedoch anormale Kreisläufe als Feedbackschleifen im Gehirn auslösen, die sich negativ auf unsere Funktionsfähigkeit und unser soziales und psychisches Wohlbefinden auswirken können.

Das Ausmaß, dass die Wahrnehmung von Schmerz nicht so einfach ist wie die Stimulation von Schmerzrezeptoren, die Signale zum Gehirn schicken, wird offenbar, wenn wir all die unterschiedlichen Schmerzarten in Betracht ziehen. Wir denken vielleicht zuerst an Schmerz in Form einer körperlichen Verletzung, wenn wir uns beispielsweise schneiden oder den Zeh stoßen. So weit, so einfach.

Doch die Schmerzquellen sind zahlreich und reichen ein gutes Stück über offensichtliche Verletzungen hinaus: Von gebrochenen Knochen bis hin zu Bauchkrämpfen, Wehenschmerzen, Periodenschmerzen, einem Zahnabszess, Angina, arthritischen Gelenkschmerzen, Kopfschmerzen, einem eingeklemmten Nerv, hohem Fieber und mehr. Und was ist mit dem Schmerz, den ein gebrochenes Herz verursacht?

Dann gibt es noch die verschiedenen charakteristischen Schmerzmerkmale, etwa die unterschiedliche Intensität, also scharf, dumpf, beständig, krampfartig, fokussiert, diffus, drückend, brennend.

Es gibt viele Dinge, die die Schmerzwahrnehmung ebenfalls beeinflussen. Ganz abgesehen von den offensichtlichen körperlichen Unterschieden – allem voran die Lokalisation der Verletzung und deren Quelle oder Ursache – spielen die Genetik, unsere Stimmung, der Kontext (Schlachtfeld kontra Sportplatz), unsere Erziehung, die kulturellen Werte, die religiösen Ansichten, frühere Erfahrungen und Verstärkung von außen eine Rolle.

Schmerzen können auch akut sein – etwa, wenn wir uns irgendwo stoßen oder unmittelbar nach einer Operation. Oder chronisch – wenn beispielsweise der anfängliche Impuls längst vorbei ist, und wir trotzdem noch Jahre später unter den anhaltenden Auswirkungen leiden. Akute Schmerzen sprechen sehr gut auf pharmakologische Standardmaßnahmen an, also auf Arzneimittel. Doch chronische Schmerzen, so wird angenommen, entstehen durch das anormale Feuern von neuronalen Schaltkreisen, wenn der adaptive Aspekt schon lange der Vergangenheit angehört.

Wenn wir all die unterschiedlichen Prozesse in Betracht ziehen, die unserer subjektiven Schmerzerfahrung zugrunde liegen, wird sofort ersichtlich, wie unglaublich verschieden sie ist. So mag es ein wenig merkwürdig scheinen, dass wir alle Schmerzen größtenteils auf dieselbe Weise behandeln, nämlich mit einer begrenzten Anzahl von Medikamenten.

Im Jahr 1986 veröffentlichte die Weltgesundheitsorganisation WHO ihr „Stufenschema“ (das im Jahr 2020 aktualisiert wurde), welches die Grundlage für die Schmerzbehandlung weltweit bildet. Der erste Behandlungsschritt konzentriert sich auf Paracetamol (Acetaminophen) und Entzündungshemmer wie Ibuprofen. Im Zuge der Potenzsteigerung kommen im zweiten Schritt die sogenannten „leichten“ Opioide dazu, wie Codein und andere Nicht-Opioide wie Gabapentin, ein Medikament gegen Epilepsie. Wie Sie sehen können, ist der Sprung zum dritten Schritt nicht besonders groß, bei dem der Einsatz von Morphium und stärkeren Opioiden empfohlen wird. Die invasiven Behandlungen im vierten Schritt markieren Verfahren, die die Nerven selbst ins Visier nehmen.

In diesen grundlegenden Rahmenrichtlinien werden nicht-pharmakologische Maßnahmen nicht speziell erwähnt. Das Stufenschema geht auch über die unbequeme Realität von Nebenwirkungen hinweg, ebenso wie über den erhöhten Gewöhnungseffekt von Menschen gegenüber Medikamenten, insbesondere Opioiden. Codein ist ein perfektes Beispiel für dieses Problem. Obwohl es als „leichtes Opioid" gilt, liegt der einzige Grund für seine Wirksamkeit darin, dass der Körper etwa zehn Prozent davon in ein „starkes" Opioid, nämlich Morphium, umwandelt. Mit anderen Worten, die Unterscheidung ist eher kulturell als pharmakologisch bedingt. Zehn Prozent der Bevölkerung können jedoch Codein nicht verstoffwechseln, weshalb sie nicht in den Genuss der schmerzlindernden Wirkung von Morphium kommen, aber leider trotzdem unter den Nebenwirkungen, einschließlich Verstopfung und Übelkeit leiden. Problematischer ist die beunruhigende Tatsache, dass 5 bis 29 Prozent der Weltbevölkerung als ultraschnelle Metabolisierer eingestuft werden – diese Menschen verstoffwechseln die Arzneistoffe besonders schnell. Wenn sie Codein einnehmen, besteht die Möglichkeit, dass sie letztendlich einen gefährlich hohen Morphiumspiegel „abbekommen".

Leider sind die pharmakologischen Möglichkeiten der Schmerzbehandlung extrem begrenzt, eine beunruhigende Tatsache, die durch die zunehmenden Klagen über Schmerzen und die steigende Forderung nach ihrer Linderung weltweit nur noch verschlimmert wird. Im Jahr 2017 veröffentlichte das US-amerikanische National Bureau of Economic Research, die Nationale Behörde für Wirtschaftsforschung, einen Artikel, der die Umfragedaten von 2011 analysiert.[26] Er zeigte auf, dass in der amerikanischen Bevölkerung häufiger über Beschwerden und Schmerzen geklagt wurde als in jeder anderen Nation. Laut der Umfrage berichteten 34,1 Prozent der Menschen, dass sie „oft" oder „sehr oft" körperliche Schmerzen empfinden. Australien lag mit 31,7 Prozent nicht allzu weit dahinter, dicht gefolgt vom Vereinigten Königreich mit 29,4 Prozent. Alle drei Nationen kommen in den Genuss eines fortschrittlichen Gesundheitssystems, wobei die Pro-Kopf-Kosten in den Vereinigten Staaten höher sind als in jedem anderen

Land. Angesichts solch begrenzter Möglichkeiten und Behandlungsoptionen für ein derart komplexes Problem ist eine hohe Schmerzprävalenz also nicht wirklich überraschend.

Der begrenzte Nutzen von Medikamenten und die Perspektivlosigkeit sind nicht das einzige Problem. Ein weiteres großes Problem ist die Erwartungshaltung. Die Autorinnen Margee Kerr und Linda Rodriguez McRobbie erörtern in ihrem Buch *Why Pain Hurts and Why It Doesn't have to* (auf Deutsch etwa: „Warum Schmerzen weh tun und warum das nicht sein muss“; nur in englischer Sprache erhältlich) überzeugend, dass die moderne westliche Kultur „ein sozial gestörtes Verhältnis zu Schmerzen“ hat.[27] Dafür gibt es eine ganze Reihe miteinander verketteter Ursachen. Erstens wird der Körper aus mechanischer Sicht betrachtet: Wenn mit dem Körper irgendetwas nicht stimmt, dann versuchen wir, das auf die gleiche Weise in Ordnung zu bringen wie wir ein Auto reparieren, indem wir an den kaputten Teilen herumbasteln oder sie ersetzen. Und genau wie Autos inzwischen so vollgestopft mit teurer Technologie und Elektronik sind, dass wir oft Spezialisten für die Reparatur brauchen, neigen wir zu der Ansicht, dass auch nur spezialisierte medizinische Experten helfen können, wenn unser Körper versagt. Das wird durch die Werbung verschlimmert, die dafür sorgt, dass wir ein schlechtes Gefühl vermittelt bekommen, wenn wir nicht das neueste Produkt ausprobieren. Inserate für Schmerzmittel fördern ein Bild und die Erwartung eines völlig schmerzfreien Lebens, wodurch die Tatsache völlig ignoriert wird, dass „erträgliche“ Schmerzen kein unvernünftiges Ziel sind oder dass die Medikamente selbst auch Nebenwirkungen haben, die oft schlimmer sind als ein mäßiger – und handhabbarer – Schmerz. Ich weise Patientinnen und Patienten, die sich einer Leistenbruchoperation unterziehen, immer darauf hin, dass die Schmerzen aufgrund der Verstopfung, die durch die Einnahme des ihnen zwangsläufig verschriebenen Codeins verursacht werden, wahrscheinlich viel schlimmer sind als jede schmerzstillende Wirkung, die das Präparat auf ihre Symptome hat.

Vor fast 40 Jahren stellte Arthur Barsky, damals Psychiater in Harvard, Daten zur Verfügung, die nachwiesen, dass die Schmerzempfindlichkeit in den USA zunahm.[28] Er hob Umfragen in Gemeinden aus den

1930er-Jahren hervor, in denen die Befragten 0,82 schwere Krankheitsepisoden pro Jahr erlebten. Dann stellte er der Statistik die Zahlen aus den 1980er-Jahren gegenüber, als diese Episoden sich auf 2,12 pro Jahr erhöhten. Obwohl die Menschen objektiv gesünder waren, glaubten sie, es gehe ihnen schlechter. Sie hatten häufiger Schmerzen.

Für diese zunehmende Empfindlichkeit gibt es viele mögliche Gründe. Veränderte Erwartungen sind nur einer davon. Ein anderer ist das häufigere Auftreten von Depressionen. Die Beziehung zwischen Depression und Schmerz markiert auch die Probleme, die dadurch verursacht werden, dass der Fokus auf den Schmerzmitteln liegt. Bei Menschen mit Depressionen werden die körpereigenen endogenen Opioide nicht mehr adäquat freigesetzt. Infolgedessen ist diese Wirkstoffklasse in der Schmerzbehandlung weniger wirksam. Zweitens werden Schmerzen durch Depressionen tendenziell verschlimmert und verlängert, wodurch die postoperative Erholung beeinträchtigt wird. Mark Sullivan, Professor für Psychiatrie an der University of Washington, hat eine Theorie: „Depressive Menschen", so sein Argument, „befinden sich in einem Alarmzustand. Sie sind ängstlich oder festgefahren. Sie empfinden ein erhöhtes Bedrohungsgefühl."[29]

Und dieses erhöhte Bedrohungsgefühl erhöht auch das Schmerzempfinden.

Schmerz ist letztendlich ein geistiges Konstrukt. Wenn wir uns mit seiner Behandlung und den Auswirkungen befassen, müssen wir daher seine Wahrnehmung und seine tatsächliche Ursache erkennen. Viele Schmerzarten haben eine körperliche Grundlage, die durch die Korrektur der zugrundeliegenden Verletzung – etwa ein gebrochenes Bein – behandelt werden kann und sich durch Schmerzmittel bessern lässt. Unsere Schmerzbehandlungen werden jedoch erst dann wirksamer sein, wenn wir die vielen Faktoren berücksichtigen, die die Schmerzwahrnehmung eines Menschen beeinflussen, anstatt uns einfach nur auf eine körperliche Ursache zu konzentrieren. Schmerz entsteht aus der Interaktion von Körper und Geist.

Außerdem kann unsere Schmerzwahrnehmung durch nicht-pharmakologische Möglichkeiten verändert werden. Das kann so einfach sein wie die Farbe der Tabletten, die wir schlucken. Einige faszinierende Studien stützen diese Behauptung. Eine Untersuchung ergab, dass 79 Prozent der Menschen nach einer Zahnoperation eine ausreichende Schmerzlinderung erfuhren, wenn sie rote Tabletten schluckten, im Gegensatz zu 73 Prozent, die weiße Tabletten nahmen.[30] Eine weitere Studie[31], die die Wirksamkeit der Einnahme von unterschiedlich gefärbten Tabletten und farbigen Placebos bei rheumatoider Arthritis in den Blick nahm, stellte fest, dass die roten Placebos ebenso wirksam waren wie die besten aktiven Medikamente. Blaue und grüne Placebos wurden von Betroffenen jedoch als nur durchschnittlich wirksam beschrieben.

Ein weiterer direkter Ansatz ist, unsere eigene Schmerzerfahrung so umzudeuten, dass wir sie als positiv betrachten. Im Zusammenhang mit Sportereignissen oder einem Training hört man häufig die Redensart „Sport ist Mord“. Aus gutem Grund. Nach einer Operation werden Schmerzen von den Behandelnden manchmal als „Zeichen, dass der Körper heilt“ umgedeutet. Tatsächlich wurde 2013 in einer Studie[32] festgestellt, dass es bei den Beteiligten eine höhere Schmerztoleranz gab, wenn eine schmerzhafte Erfahrung von schlecht zu vorteilhaft umgedeutet wurde. Noch interessanter ist, dass eine höhere Toleranzbereitschaft durch die Aktivierung des körpereigenen Opioid- und Cannabinoid-Systems unterstützt zu werden schien. Es ist viel besser, dem Körper die Kontrolle über sein angeborenes Schmerzsystem zu überlassen, denn dadurch kommt es bei Arzneimitteln gar nicht erst zu einem Gewöhnungseffekt – und der dann erforderlichen ständigen Erhöhung der Dosierung, um dieselbe Wirkung zu erzielen – sowie deren Nebenwirkungen.

Andererseits kann eine Verstärkung von außen auch zu einer negativen Umdeutung unserer Schmerzerfahrung führen. Zu den Dingen, über die ich mich am meisten ärgere, gehört folgende Frage, die frisch operierten Patienten gestellt wird: „Wie stark sind Ihre Schmerzen?“ Jemanden zu bitten, dass er sich auf seine Schmerzen konzentriert, betont nur die Beschwerden und kann sogar den Heilungsprozess behindern. Entsprechend meiner Ansicht ziehe ich eine eher „funktionale“ Frage vor, etwa: „Ist der Schmerz erträglich oder nicht?“ Da die Schmerzerfahrung subjektiv ist,

ist es sinnvoll, sich auf eine eher qualitative Unterscheidung als auf eine quantitative zu konzentrieren.

Es ist in unserem besten Interesse – und am besten für unsere Gesundheit – den Schmerzen dann, wenn es angebracht ist, ihre adaptive Funktion zu überlassen, damit sie uns bei der Genesung unterstützen und wir mehr Kontrolle über unser Befinden erlangen.

## Das Kaltwasserschwimmen: Eine neue Form der „Schmerztherapie"

Oberflächlich betrachtet mag es widersprüchlich scheinen, dass man zur Linderung von Schmerzen und Symptomen ins kalte Wasser geht. Es ist so, als würde man Schmerzen durch Schmerzen behandeln. Wenn wir uns das jedoch genauer anschauen, ist es überhaupt nicht unlogisch. In erster Linie werden Schmerzen durch das kalte Wasser als nützlich umgedeutet – wer das schon einmal gemacht hat, weiß, dass es eine wirksame Maßnahme war, und dass die eigene Schwimmerfahrung das Gefühl von Wohlbefinden und hoffentlich die Linderung der Symptome fördert.

Solange man es nicht selbst versucht, scheint es nicht selbstverständlich zu sein. Bei einem vom BBC-Rundfunk direkt übertragenen Interview erklärte ich, dass es zwar schmerzhaft ist, ins kalte Wasser zu steigen, aber dass man sich danach für den Rest des Tages richtig gut fühlt – was dem Interviewer den Kommentar abnötigte, dass man sich auch besser fühlt, wenn man aufhört, den Kopf gegen eine Wand zu schlagen. Es sollte witzig klingen, doch die Frotzelei übersieht den wesentlichen Unterschied zwischen dem Schmerz durch das Eintauchen in kaltes Wasser und einer körperlichen Verletzung. Wenn Sie den Kopf gegen eine Wand schlagen, haben Sie aufgrund des körperlichen Schadens auch dann noch Schmerzen, wenn Sie damit aufgehört haben – Prellungen, Schnitte und wahrscheinlich Symptome einer Gehirnerschütterung. Ausschließlich positive Auswirkungen gibt es hingegen nach einem schnellen Eintauchen in kaltes Wasser.

Wenn man in der Lage ist, ins und aus dem Wasser zu gehen und das anfängliche Unbehagen zu überwinden, entwickelt man Resilienz. Dadurch wird man weniger empfindlich im Hinblick auf eine Bedrohung, und viele medizinische Fachleute sagen jetzt, diese Empfindlichkeit trägt zur Schmerzwahrnehmung bei. Eine Schmerzbeurteilung in der Orthopädie ergab, dass die Selbstwirksamkeit von Betroffenen – das heißt, wenn sie die Kontrolle über ihren eigenen Behandlungsprozess übernehmen – bei der Behandlung eines arthritischen Knies und bei der körperlichen Aktivität hilfreich war.[33] Es wurde außerdem bestätigt, dass körperliche Aktivität und sportliche Bewegung während der Rehabilitationszeit nach einer Total-Endoprothese des Kniegelenks die Gesamtfunktion verbessern kann, dass andere Gelenke mit Osteoarthritis davon profitieren und die Erhaltung der Gesamtgesundheit unterstützt wird.

Eine weitere oft übersehene Nebenwirkung der Operation sind sogenannte „neuropathische Schmerzen“, das heißt, dass der Schmerz anhält, obwohl es keinen offensichtlichen Schaden an einem Nerv oder Körperteil gibt. Neuropathische Schmerzen sind extrem schwer zu behandeln und können ohne ersichtlichen Grund auftreten. Ich habe jedoch von einem Fall gelesen, bei dem ein Patient nach einer Operation im Brustbereich davon betroffen war. Danach nahm er zufällig an einem Schwimmen im offenen Meer teil und war freudig überrascht, dass seine Symptome anschließend völlig verschwunden waren.

Eine einzelne Erfahrung reicht zwar nicht aus, um etwas als Universalbehandlung zu empfehlen, doch es unterstützt zusätzlich das Argument, dass das Kaltwasserschwimmen beim Umgang mit dem facettenreichen Schmerzproblem eine wirksame Aktivität sein kann.

Und es gibt Anzeichen dafür, dass sich die Wahrnehmungen verändern. Susie, eine meiner Kolleginnen in der Anästhesie, freute sich, dass sie mir die Antwort eines ihrer Medizinstudenten weitergeben konnte. Auf die Frage, welche Alternativbehandlungen es für Schmerzen gebe, schlug einer ihrer Studierenden das Kaltwasserschwimmen vor. Das sind die medizinischen Fachleute von morgen.

## „Das Kaltwasserbecken ist mein Tramadol“: Grants Kaltwasser-Schwimmkur

Das Kaltwasserschwimmen ist kein Allheilmittel, das alle Schmerzen beseitigt, aber es hat ganz eindeutig eine gewisse schmerzlindernde Wirkung. Es bietet jenes Maß an Bewegung und sportlicher Betätigung, das sowohl die spezifische, als auch die allgemeine Funktion unterstützt. Nach Grants Erfahrungen kann es auch für Zugehörigkeit und positive Ablenkung sorgen, die dauerhafte chronische Schmerzen erträglicher machen.

Eine Stunde, nachdem Grant nach seinem ersten Schwimmen nach Hause kam, stellte er fest, dass er schmerzfrei war. Das verstärkt die Hypothese, dass der Schmerz eher im Gehirn als im Körper sitzt – Grants Rücken muss noch immer dieselben Schmerzsignale gesendet haben, doch sein Gehirn verarbeitete sie auf eine andere Art.

Bislang gibt es keine Studien, die zeigen könnten, wie es funktioniert, doch meine Arbeitstheorie lautet, dass die Intensität des Kältestimulus die neuronalen Schaltkreise in irgendeiner Weise neu startet, umdeutet und neu verdrahtet, damit sie zweckmäßiger funktionieren.

Noch heute ist Grant eine halbe bis ganze Stunde nach dem Schwimmen schmerzfrei, und die Beschwerden verharren für den Rest des Tages auf einem niedrigeren Niveau. Ende 2021 war er so begeistert, dass er seinen „Kaltwasser-Jahrestag“ begehen konnte. Er sagt, das Kaltwasserschwimmen sei „die beste Strategie, mit der ich meine chronischen Schmerzen bewältigen kann. Ich komme noch immer in den Genuss aller Vorteile, und ich bin glücklich sagen zu können, dass ich keine opioidhaltigen Schmerzmittel mehr brauche.“ Er hat immer noch Schmerzen, aber das einzige Medikament, das er gelegentlich nimmt, ist eine Kapsel Pregabalin, was ihm gegen die neuropathischen Schmerzen hilft.

Auch psychisch fühlt er sich besser. Er schreibt das zwar teilweise dem kalten Wasser zu, aber auch einer Reihe von anderen Faktoren. Er betont die Bedeutung, zusammen mit einer organisierten Gruppe unterwegs zu sein. Zu wissen, dass es Menschen gibt, die im Notfall die Rettung übernehmen können, sowie solche, die ihre Schwimmerfahrung weitergeben,

Auf die Frage, welche Alternativbehandlungen es für Schmerzen gebe, schlug einer der Medizinstudenten das Kaltwasserschwimmen vor. Das sind die medizinischen Fachleute von morgen.

ermöglicht es ihm, das Schwimmen zu genießen, ohne dass er sich um die Sicherheit Sorgen zu machen braucht. Alle motivieren sich gegenseitig.

Grant beschreibt das Ankommen am Treffpunkt manchmal als „brutal". Wie ich fragt er sich oft: *Was mache ich hier eigentlich?* Und dann erinnert er sich daran, warum er hier ist und die Welt ist wieder in Ordnung. Alles ergibt Sinn. Zu Beginn, als der Herbst in den Winter überging und das Wasser kälter wurde, konnte er tatsächlich „das ‚Beißen' spüren und es sogar noch mehr genießen … Die Kälte macht es intensiver und beschleunigt die Dinge." Er liebt es, seine Mitschwimmer anzuschauen, bevor sie alle gemeinsam ins Wasser laufen – den besorgten Blick, das Ringen mit sich, um den Mut zum Eintauchen zu finden – und es dann mit ihren Gesichtern nach dem Schwimmen zu vergleichen, wenn alle lachen, mit von Hochgefühl und Stolz geschwellter Brust. Es wirkt auf ihn, als kämen sie aus dem Wasser, umgeben von einem orangefarbenen Leuchten, das ihn an eine alte britische Fernseh-Werbung für Haferporridge aus den 1970er- und 1980er-Jahren erinnert, dessen Werbeslogan „Zentralheizung für Kinder" lautete.

Das Kaltwasserschwimmen besserte nicht nur Grants chronische Schmerzen, was ihn richtiggehend verwandelte, sondern es korrigierte auch seine Weltanschauung und seine fehlgeleitete Wahrnehmung, inwiefern ihn seine Schmerzen einschränkten. Er wurde wieder eins mit der Natur, die ein wichtiger Teil seiner Identität ist, und von der er glaubte, er habe sie für immer seinen Schmerzen geopfert. Im Zuge dieses Prozesses hat er auch neue treue Freunde gewonnen.

Grant liebt an seiner Gruppe, dass sie nicht wettkampforientiert ist und es sich anfühlt, als wären sie alle ein „Stamm". Und er ist Teil eines Stammes, was hier draußen schon etwas bedeutet – wie er es in seiner Zeit als Surfer auch schon war. Immer wenn er nach anderen Badestellen Ausschau hält, trifft er auf mehr Leute mit dem gleichen Gedanken. Und obwohl er die raue Energie des Ozeans liebt, findet er auch Ruhe in einem bevorzugten Süßwasserteich, wo die Erfahrung durch die Vögel, den Frieden und die Stille gesteigert wird. „Der Kaltwasserpool ist mein Tramadol", sagt er.

## „Endlich kann ich loslassen“: Davids Kaltwasser-Schwimmkur

Während die Freuden und Vorteile des Kaltwasserschwimmens für Grant recht neu sind, gehört David zu den wenigen Menschen, die ich kenne, die schon länger als ich im Freien schwimmen, und seine Verbindungen reichen sogar noch weiter zurück.

David ist das Bindeglied zur gesamten Geschichte des Schwimmvereins Brighton, dem ältesten seiner Art in England. Der Großvater seiner Großmutter, George Brown, war 1860 eines der Gründungsmitglieder, als das Schwimmen im Meer die einzige Option war.

Interessanterweise waren seine frühen Erfahrungen mit dem Schwimmen eher unglücklich. „Ich habe es nicht geschafft, im Pflichtunterricht für Grundschulkinder in den North Road Baths von Brighton richtig schwimmen zu lernen“, erinnert er sich und meinte die viktorianischen Gebäude, in denen er in den 1940er-Jahren schwamm – oder eher nicht schwamm. „Was ich geschafft habe, war, die Angst im Wasser zu verlieren. Ich konnte glücklich am Poolboden sitzen und die Beine meiner Klassenkameraden beobachten.“

In dem Gebäude gab es ein knapp 33 Meter langes Schwimmbecken, es waren aber auch Einzelbademöglichkeiten für Menschen vorhanden, die zu Hause keine Badewanne hatten. Ein Vierteljahrhundert später lernte auch ich in diesen Bädern schwimmen und bis heute kann ich die bittere und atemberaubende Kälte dieses Wassers spüren.

Davids weiterhin bestehende Verbindung mit dem Ozean begann kurz nach seinem gescheiterten Schwimmunterricht, als er entdeckte, dass Salzwasser seinen Körper besser trug als Süßwasser. „Ich kann mich bis heute noch an das Gefühl erinnern, im Meer unter der Wasseroberfläche zu schweben, nachdem ich meinen Körper und meine Atmung im Wasser kontrollieren konnte. Es war eine Erfahrung, die mich tief geprägt hat.“

So sehr er das Schwimmen auch genoss, die Aktivität rückte in den folgenden Jahren in den Hintergrund. „Das Schwimmen im Meer geriet in Vergessenheit, außer als soziale Aktivität und als Pausenbeschäftigung bei meinem Ferienjob als Conferencier beim Bingo auf der Seebrücke", gibt er zu. Später stieg David zum künstlerischen Leiter einer kleinen öffentlichen Schule auf, an der er neben seiner Frau unterrichtete, die für die Erlebnispädagogik zuständig war. „Da die Kinder nicht im kalten Meerwasser schwimmen wollten, kletterten wir einfach nur am Strand herum."

David wurde klar, dass sein Job ihn erschöpfte, als er bemerkte, dass er ebenso jähzornig wurde wie seine eigenen ehemaligen Lehrer. Als er ein wenig tiefer schürfte, stellte sich heraus, dass „meine Schwierigkeiten beim Unterrichten darauf beruhten, dass Körper und Geist nicht mehr miteinander in Einklang waren. Weil ich das Problem nur schwer in Worte fassen konnte, begann ich wieder mit dem Schwimmen im Meer. Hier werden Körper und Geist gefordert. Man muss die Strömung fühlen und mit einbeziehen, damit man weiß, in welche Richtung man schwimmen muss, um ein entsprechendes Ziel zu erreichen.

Anfangs schwamm David noch alleine, doch ein paar Mitglieder des Schwimmvereins Brighton luden ihn schließlich ein, den Winter über gemeinsam mit ihnen zu schwimmen. „Ich schwamm über weite Strecken und erlebte die Magie der Flut, wenn sie zum ersten Mal entlang des Cuckmere-Flusses zurückströmte. Einmal schwamm ich so weit hinaus, dass ich auf eine Gruppe von Barschen traf. Ich fühlte mich im Wasser so frei wie sie."

An seinem 50. Geburtstag wurde er in seiner linken Großzehe „mit Osteoarthritis beschenkt". Hätte sie sich weiterhin nur auf den Zeh beschränkt, wäre das vielleicht nicht so schlimm gewesen, doch die Osteoarthritis „kroch hinauf", durch seinen ganzen Körper und in den Nacken, wodurch „Brustschwimmen unmöglich wurde." Mithilfe von Paddeln und Flossen musste er einen neuen Schwimmstil entwickeln. „Ich war 58 Jahre alt, als mich die Arthritis schließlich einholte. Das war eine wirklich deprimierende Angelegenheit. Ohne Flossen und Handpaddel wäre ich verloren."

Trotz zunehmender körperlicher Behinderung fand David immer wieder neue Möglichkeiten, sich mit dem Meer zu beschäftigen. Er denkt zurück an die Erfahrungen beim Schwimmen mit den Barschen und sagt, „die Fische ließen mir keine Ruhe, seit ich sie vor mir hatte und ich musste Mittel und Wege finden, um sie zu fangen. Ich liebe es, etwas zu schaffen und zu gestalten."

Als Lehrer kreierte David „Abenteuer" für seine Schülerinnen und Schüler. Eines davon war, dass er sie eine Strandhütte aus Plastikfolie, Sperrholz und einem Seil improvisieren ließ. Als sie fertig gebaut war, machten sie sich Würstchen als wohlverdiente Belohnung heiß – mit Wasser, das von der Klippe floss und Treibholz als Brennstoff. Um seine Gedanken zu ordnen, dachte er sich eine neue Wasseraktivität aus, die er „Swishing" nannte, eine Kombination aus den englischen Begriffen *swimming* (Schwimmen) und *fishing* (Fischen). Er befestigt Haken zum Angeln von Makrelen an einer selbstgemachten Bambusstange und lässt sie hinter sich her durchs Wasser gleiten, wenn er mit Flossen an den Füßen schwimmt; dadurch kann er seine Geschwindigkeit beibehalten. Der schwierigste (und vielleicht störendste) Teil ist, den Fisch vom Haken zu nehmen und in ein Netz zu stecken, während er auf dem Meer dahingleitet. Das ist ein weiteres Beispiel dafür, wie das Schwimmen im Meer Körper und Geist gleichermaßen fordert.

Arthritis bedeutet wörtlich „Entzündung der Gelenke". Dieser merkwürdig allgemeine Begriff könnte auch etwas so Einfaches wie den Schmerz im Knie nach einem langen Spaziergang bezeichnen. Doch meist ist damit eine Osteoarthritis oder eine rheumatoide Arthritis gemeint. Zu beiden gehört eine Degeneration der Gelenke. Bei der häufigsten Form der Osteoarthritis ist der Gelenkknorpel, der sich auf den Gelenkknochen befindet, abgeschliffen, und das hat meist mit einer Abnutzung, alten Verletzungen und Übergewicht zu tun. Es kann auch familiär gehäuft auftreten.

Die Krankheit führt zu einer Zunahme des Wassergehalts im Knorpel und einer Verringerung des hohen Proteingehalts. Dieses strukturelle Ungleichgewicht bedeutet, dass der Knorpel ständig degeneriert und die Fähigkeit des Körpers beeinträchtigt wird, sich selbst zu reparieren. Der Prozess kann durch eine gesundheitsschädliche Menge an entzündungsfördernden Substanzen im System verschlimmert werden, was die Schmerzen verstärkt, wenn Knochen auf Knochen reibt.

Zu den wichtigen Eckpfeilern der Behandlung gehören entzündungshemmende Medikamente. Und wie alle Arzneimittel, haben natürlich auch

Entzündungshemmer unerwünschte Nebenwirkungen, zu denen Magengeschwüre gehören. Andererseits kann regelmäßiges Kaltwasserschwimmen die Entzündungen auf natürliche und kontrollierte Weise eindämmen – am direktesten durch die unmittelbare Stimulierung des parasympathischen Nervensystems und langfristig über eine Anpassungsreaktion.

Unser Forschungsteam war daher nicht überrascht, dass bei einer Umfrage im Jahr 2019 viele Menschen das Kaltwasserschwimmen bereits als eine Form der Selbstbehandlung einsetzen; die zweitgrößte Gruppe nach der für die psychische Gesundheit war die mit Erkrankungen des Bewegungsapparates. Von unseren 722 Befragten gaben 21 Prozent an, unter Schmerzen im Bewegungsapparat zu leiden, und 83 Prozent berichteten von einer gewissen Besserung nach dem Kaltwasserschwimmen.

Um mit seinen Schmerzen zurechtzukommen, ist David jetzt auf einen Schmerzmittel-Cocktail angewiesen, darunter sind auch Opioide. Doch selbst kurze Wege zum Krankenhaus – oder ein schneller Besuch bei seinen Lieblingsbadeplätzen – sind schwierig. Er erzählt mir: „Opioide unterdrücken die Schmerzen so weit, dass ich lesen und schreiben kann. Ich kann dadurch zur Uferpromenade laufen, obwohl die Anstrengung manchmal überwältigend ist. Doch wenn ich daran denke, wie gut mir das Schwimmen tut, dann gehe ich weiter. Wenn ich das Wetter falsch einschätze und das Meer zu stürmisch für mich ist, dann ist der Weg nach Hause eine entmutigende Aufgabe."

David hat andere nicht-pharmakologische Möglichkeiten für den Umgang mit seiner Krankheit und den Schmerzen ausprobiert, darunter viele seltsame Ernährungsweisen und sogar eine Essigkur, doch sie brachten ihm keine Linderung.

„Physiotherapeuten haben mehrmals versucht, mich zu unterstützen. Ihre Bemühungen waren kontraproduktiv." Während eines Krankenhausaufenthalts versuchte er, von „dem Gift, für das ich die Opioide halte" wegzukommen. Doch trotz seiner Entschlossenheit, „musste ich bei jeder Bewegung fast schreien."

Nur während des täglichen Schwimmens und danach sinkt Davids Schmerzpegel so weit ab, dass er funktionieren kann. Obwohl man weiß, dass sich die Symptome der Osteoarthritis oft bei Bewegung bessern, scheint das Kaltwasserschwimmen einen zusätzlichen schmerzlindernden Effekt zu haben. In unserer Umfrage von 2019 berichteten 79 Prozent der Menschen mit neurologischen Problemen, zu denen auch chronische Schmerzen gehören, von einer Besserung. Das liegt vielleicht daran, dass Wasser den Körper trägt, insbesondere das Salzwasser mit einer höheren Dichte, sowie an der „Ablenkung“, weil man sich auf die jeweils herrschenden Bedingungen konzentrieren muss. Daher ist laut David „das ruhige, beschauliche Meer weniger willkommen als das richtig stürmische, das mein Herz hüpfen lässt und alle meine Sicherheitskalkulationen in Zweifel zieht.“ Teilweise schreibt er das auch dem Umstand zu, dass er bei Tagesanbruch im Meer ist. Er sagt: „Der Blickfang ist die Sonne, die aus dem Wasser auftaucht, bereit, die Richtung anzuzeigen, in welche die Erde sich dreht … und den endlosen Horizont.“

Auf dieses morgendliche Schwimmen, berichtet David, folgt eine willkommene Zeit von vier bis sechs Stunden, in denen seine Symptome abgeschwächt sind. Wenn man ihn mit seiner Krücke am Strand nach Hause „galoppieren“ sieht, wie ich das das oft tue, dann kann man kaum glauben, dass er am Nachmittag Probleme hat, von einem Stuhl aufzustehen. Mit den Jahren haben sich seine Hüftgelenke gelockert, obwohl seine Knochen, wie mir sein Chirurg sagte, im Allgemeinen denen eines Vierzigjährigen ähneln. Infolgedessen kann „ich nicht gleich wieder aufstehen, wenn mich das Wasser zu Fall bringt. Wenn meine steifen Arme auf die Kieselsteine drücken und ich mit meinem Hinterteil vom Meer wegrobbe, dann wird mir bewusst, dass ich meine Beweglichkeit eingebüßt habe.“

Trotzdem ist das Meer noch immer eine Lebensader – weil es ihm sowohl eine Ruhepause von seinen chronischen Schmerzen gibt als auch, weil es ihm ermöglicht, zumindest für ein paar Stunden täglich, aktiv zu „leben“. Er sagt, wenn es etwas gibt, was er durch das Erzählen seiner Geschichte weitergeben möchte, dann ist es, „das Verantwortungsbewusstsein der Menschen dafür zu wecken, zu *sein*, was man als gleichbedeutend mit *wohl sein* betrachten kann.“

Er fährt fort:

*Weil ich mich im Meer buchstäblich „zu erholen" schien – fähig, der Erforscher seines Aufruhrs, nicht sein Opfer zu sein –, wurde offenkundig, welchen Nutzen es für die Schmerzlinderung hat und wie es zum Wohlbefinden beiträgt. Nichts war mit der Herausforderung der Tiefe gleichzusetzen.*

*Mit zunehmendem Alter schwindet offensichtlich meine Muskelkraft und die Kälte mutet eher abschreckend an, aber die Erleichterung, mich bewegen zu können und die Illusion von Freiheit zu erleben, reichen aus. Ich spüre, dass ich loslassen kann, denn ich weiß, ich kann das Wasser ausspucken, das über mein Gesicht fließt, ich kann es lange genug unter den Wellen aushalten, um mich in Sicherheit zu bringen, auch wenn ich weiter draußen im Meer bin, und ich kann auf eine Flaute warten. Es kann nichts Befriedigenderes geben als zu wissen, dass ich lange genug unter dem Himmel paddeln kann, um dem Gefühl der Enge durch meinen Körper oder dem Gefängnis von Gedanken und Glaubensmustern zu entkommen, für die ich bisher noch keine Verantwortung übernommen habe.*

KAPITEL 8

# „Es fühlt sich einfach himmlisch an“

## Migräne

**In einem abgedunkelten Zimmer leidet eine junge Frau** still unter einer gestreiften Bettdecke, ihre rechte Hand hält sanft die Stirn, als ob ihr Kopf ein rohes Ei wäre. „Mein Kopf tut wirklich weh“, sagt Beth in die Kamera, die genau auf ihr Gesicht gerichtet ist. „Es tut weh, in meinem ganzen Kopf. Ich habe bemerkt, dass ich auf einmal nicht mehr richtig sehen konnte und dann hat es rund um dieses Auge und um meine Lippen gekribbelt. Und jetzt schmerzt mein Kopf ziemlich stark.“

Das ist eine Anfangsszene der Dokumentation aus dem Jahr 2020 – *100 Days of Vitamin Sea* (zu Deutsch etwa „100 Tage Vitamin See“)[34] –, in der Beth den Versuch dokumentiert, ihre Gesundheit durch das Kaltwasserschwimmen wieder unter Kontrolle zu bekommen und sich die Lebensfreude zurückzuerobern. Beth litt seit mehr als 16 Jahren immer wieder unter starken Kopfschmerzen, die bereits im Alter von 9 Jahren einsetzten, doch 2017 wurde eine „chronische Migräne“ bei ihr diagnostiziert. Zu diesem Zeitpunkt hatte sie an durchschnittlich 28 Tagen im Monat Migräne.

Chronische Migräne ist eine neurologische Erkrankung, definiert als episodische Kopfschmerzen, die mindestens 15-mal im Monat auftreten und zwischen 4 und 72 Stunden anhalten. Zur Einstufung als Migräne müssen zwei der folgenden Symptome vorliegen: Einseitiger Kopfschmerz, pochend und Verschlechterung bei Bewegung; Schmerzen von mittlerer oder starker Intensität, begleitet von Übelkeit und Erbrechen; äußerst starke Licht- und Geräuschempfindlichkeit.

In den Vereinigten Staaten und in Westeuropa erleidet mehr als jeder zehnte erwachsene Mensch – und davon jede fünfte Frau, denn Frauen sind dreimal so häufig betroffen – im Laufe eines Jahres einen Migräneanfall. Und zehn Prozent dieser Betroffenen – etwa 2,5 Millionen Menschen allein in Nordamerika – haben wöchentliche Anfälle.

Ein Tag mit einer schweren Migräne setzt Betroffene so außer Gefecht wie eine Tetraplegie, eine Lähmung an allen vier Gliedmaßen, und laut dem *WHO Global Burden of Disease Report*, dem Bericht der Weltgesundheitsorganisation über Krankheitsbelastungen, steht Migräne auf einer Stufe mit Psychose und Demenz als am stärksten einschränkende chronische Erkrankungen.[35] Doch hinsichtlich der Belastung für die Betroffenen und die Gesellschaft wird ihr die zweifelhafte Ehre zuteil, dass sie vor allem jüngere Menschen betrifft und unglaublich häufig vorkommt.

Typische Anfälle laufen in vier Phasen ab, auch wenn vielleicht nicht bei jedem Anfall alle durchlaufen werden: das Prodromalstadium, die Aura, der Anfall und die Postdrom-Phase.

Das Prodromalstadium tritt einen bis zwei Tage vor einer Migräne auf. Dazu können subtile physiologische Veränderungen, wie Verstopfung, Stimmungsschwankungen, die von Depressionen bis zur Euphorie reichen können, plötzlicher Heißhunger auf bestimmte Nahrungsmittel, Nackensteifigkeit, vermehrter Durst und häufiges Wasserlassen gehören.

Die Aura wird begleitet von Sehstörungen, etwa Lichtblitzen oder blinden Flecken, und vielleicht anderen Wahrnehmungen wie Prickeln in einer Gesichtshälfte oder in einem Arm oder Bein, unkontrollierbarem Zucken und der Schwierigkeit zu sprechen.

Der Anfall selbst kann Stunden oder Tage dauern. „Manchmal“, sagt Beth, „schlagen die Schmerzen einfach für etwa 40 Stunden auf deinen Kopf ein.“ Die Anfälle wirken sich so tiefgreifend auf das Leben der Betroffenen aus, dass die Schwere des Zustands weniger an den tatsächlichen

Symptomen gemessen wird, sondern am sinnvollsten im Nachhinein durch die Zeit des Stillstands bestimmt wird.

Auf einen Anfall folgt das Postdrom, in dem sich ein Mensch bis zu einem Tag lang ausgelaugt, verwirrt und erschöpft fühlt, obwohl manche Menschen berichten, dass sie ein Hochgefühl empfinden. Eine plötzliche Bewegung des Kopfes kann eventuell kurzzeitig wieder zu Schmerzen führen.

Bei Beth führten die vier Phasen eines typischen Migräneanfalls dazu, dass sie mit ihrer Promotion in Meeresbiologie pausieren musste, obwohl sie alle verfügbaren Behandlungsmöglichkeiten ausprobierte, von intravenösen Opioiden bis hin zu Botox-Injektionen. Nichts schien die Häufigkeit und Intensität ihrer Anfälle zu verringern. Und auch die Erledigung alltäglichster Dinge, die wir als normalen Teil unseres Lebens betrachten, war unmöglich. Ein Neurologe sagte ihr bei einem typisch hoffnungslosen Termin, dass das Beste, worauf sie hoffen könne, die Beschränkung ihrer Migräneanfälle auf vier wöchentliche Attacken sei. Zumindest bis sie älter sei, sagte er ihr, bis sie in die Menopause käme. „Ich bin 24 Jahre alt", erinnert sie sich in dem Film, „und mein Arzt sagt mir, machen Sie sich keine Sorgen, in 25 Jahren wird es besser." Chronische Migräne tritt familiär gehäuft auf. Bei Beth kann sie durch fünf Generationen von Frauen bis zu ihrer Ur-Urgroßmutter zurückverfolgt werden, die 1887 geboren wurde. Obwohl sie damals nicht wusste, was es war, hatte Beths Großmutter Merle ihre ersten Migränekopfschmerzen im Alter von neun Jahren. In dem Film kommt auch Merle zu Wort: „Sie wussten damals nicht viel darüber und sie wissen auch heute noch nicht viel darüber, stimmt's?" Ihre Migräne sei in den Arztpraxen immer nur als geringfügige Kopfschmerzen abgetan worden. Man sagte ihr, sie solle eine Schmerztablette nehmen, den Mund halten und mit dem Jammern aufhören. Um einen Anfall zu überstehen, summte Merle dauerhaft vor sich hin und glaubte, sie würde sterben, wenn sie es nicht täte.

Während einer Chorstunde erlebte sie einen besonders brutalen Migräneanfall. „Ich konnte die Lehrerin nicht mehr sehen. Nur noch ihren Kopf und ihre Füße, aber den Körper dazwischen nicht. Ich konnte mein Gesangbuch nicht in der Hand halten. Es fiel zu Boden."

Anschließend versuchte sie, ihrer Lehrerin zu erklären, was mit ihr los war. Sie konnte das Wort Kopfschmerzen aber nicht korrekt aussprechen und die Lehrerin hielt sie für frech, „weil ich nicht ‚Kopfschmerzen' sagte", und ließ sie vier Stunden auf dem Gang sitzen, bevor sie nach Hause gehen durfte. Merles Arzt dachte anfangs, sie habe eventuell Meningitis. Er diagnostizierte die Migräne erst einige Tage später, nachdem er seine medizinischen Bücher zu Rate gezogen hatte. So groß war die Unkenntnis.

Jahre später kam ihre eigene Tochter, Beths Mutter Jayne, mit Migräne die Treppe herunter und auch sie konnte das Wort „Kopfschmerzen" nicht richtig aussprechen; es bricht Merle immer noch das Herz, wenn sie daran denkt.

Leider hat sich die Schwere der Krankheit über die Generationen verstärkt.

Beths Migräne kann sie sogar dazu zwingen, das Haus nicht zu verlassen, meist ist sie ans Bett gefesselt und liegt unter der Decke, denn die Schmerzen strahlen vom Kopf in den ganzen Körper aus. „Ich habe jetzt seit 17 Minuten Migräne", fährt sie in dem Film fort, „und es fühlt sich so an, als wäre ein großer Teil meines Sehvermögens auf dieser Seite einfach weg – verwischt und unscharf. Kleine schwarze Punkte schwimmen vor meinen Augen herum. Ich fühle mich ganz schwach und irgendwie schwindlig und überhaupt nicht gut. Die Schmerzen sind diesmal wirklich schnell gekommen. Es tut einfach so weh. Es breitet sich aus, und alle meine Zähne schmerzen, als würden sie herausfallen, und es fühlt sich an, als würde mein Kiefer kleiner werden. Es tut einfach so weh. So weh. Und es ist auch ein bisschen unheimlich, denn ich kann nicht richtig denken. Es macht mir sogar Mühe zu denken. Dadurch werden die Schmerzen immer schlimmer, und ich habe auch Nackenschmerzen. Das ist ein schreckliches Gefühl. Man kann einfach gar nichts machen. Dein Kopf bricht einfach auseinander und du stirbst."

## Das „Vitamin See"

2017 hatte Beth das Gefühl, dass ihr das Leben entglitt. Damals beschlossen sie und ihr damaliger Freund und jetziger Ehemann Andy, im Winter

2017 / 2018 ganze 100 Tage am Stück im Ozean zu schwimmen, einfach um zu sehen, was passiert.

„Ich habe gelesen, dass körperliche Aktivität in der Natur dafür bekannt ist, Menschen mit einer Vielzahl von gesundheitlichen Problemen zu helfen", sagt Beth in dem Film. „Die Natur gibt uns beiden so viel Energie, doch weil ich mit meiner chronischen Krankheit zurechtkommen muss, habe ich den Kontakt zur Natur verloren, und wir haben den Kontakt zu einem Teil unserer Identität verloren. Wir beschlossen, uns auf die Herausforderung einzulassen, in Nordwales im Meer zu schwimmen, um mehr darüber zu erfahren, wo wir leben, um uns wieder mit der Natur zu verbinden, um zu sehen, wie es uns dabei geht. Wir erwarten uns davon keine Heilung, aber wir möchten schauen, ob wir etwas Frieden finden können."

Da Andy auch Filmemacher ist, beschlossen sie, ihre Abenteuer im Wasser als Nebenprojekt zu dokumentieren. Heraus kam dabei der Dokumentarfilm *100 Days of Vitamin Sea*, eine wunderschöne, emotionale und aufschlussreiche Erkundung von Beths Gesundheit und ihrer Veränderung hin zu Wohlbefinden.

2009 schlugen Prof. Michael Depledge und Dr. William Bird den Begriff das „blaue Fitnesscenter" vor, mit dem sie den Ozean als Motivation dafür nutzen, dass Menschen im Freien Sport treiben.[36] Sie haben festgestellt, dass der regelmäßige Kontakt mit einer natürlichen Umgebung drei wichtige gesundheitliche Vorteile mit sich bringt: Er baut Stress ab, steigert die körperliche Aktivität und sorgt für eine stärkere Gemeinschaftsbildung.

Andere Studien und auch meine eigenen Erkenntnisse unterstützen das. In unserer Umfrage aus dem Jahr 2019 zum Schwimmen im Freien gaben 36 Personen per Selbstauskunft an, dass sie an Kopfschmerzen oder Migräne leiden. Von ihnen stellten 94 Prozent fest, dass sich das Kaltwasserschwimmen positiv darauf auswirkte. Viele erklärten, dass Häufigkeit und Intensität ihrer Symptome nach dem Kaltwasserschwimmen sehr stark nachließen. Sie gaben auch an, dass sie dadurch weniger Medikamente benötigten. In jedem einzelnen Fall scheint das Kaltwasserschwimmen die Verbesserung der psychischen und physischen Gesundheit zu fördern, während strengere Studien darauf hinweisen, dass es zu lebensverändernden Erfahrungen von Neuorientierung, Veränderung und Verbindung führt – was alles auf Beth zutraf.

Und Beth und Andy sind nicht die Ersten, die ihre Erfahrung mit der Migräne und ihren Symptomen künstlerisch verarbeiteten. Schon 3000 v. C. fassten Dichter in Mesopotamien ihre Migräne-Aura in Verse und im Jahr 400 v. C. schrieb Hippokrates folgenden Bericht über die Migräne eines Patienten: „Er schien etwas vor sich leuchten zu sehen wie ein Licht, dazu kam einen Augenblick später ein heftiger Schmerz in der rechten Schläfe, dann im ganzen Kopf. Ein mögliches Erbrechen konnte den Schmerz ablenken und mäßigen."[37]

Obwohl Beth niemals geglaubt hatte, dass ihre Symptome tatsächlich gebessert werden könnten, stellte sie fest, dass ihr das Schwimmen im Ozean zu einem gewissen Grad eine sofortige Erleichterung brachte und auch die Auswirkungen beginnender Migräneanfälle zu stoppen schien. Sie bemerkte auch eine allgemeine Verringerung von Häufigkeit und Intensität ihrer Migräneattacken.

Obwohl Migräne so weit verbreitet ist und sich so stark auf die Betroffenen auswirkt (ganz zu schweigen von den Kosten für die Gesellschaft), versteht man von den ihr zugrundeliegenden Mechanismen noch sehr wenig.

Bei einer Aura kommt es zu einer Veränderung der elektrischen Aktivität, was Andrew J. Whalen, Postdoktorand am Penn State's Center for Neural Engineering, als „rollenden Blackout, eine Kettenreaktion, die sich über das Gehirn ausbreitet und eine Schwellung verursacht"[38] beschreibt. In Versuchsmodellen kann diese sich ausbreitende Depolarisierung durch den Einsatz einer positiven elektrischen Ladung an der Entwicklung gehindert werden.

Wenn wir in kaltes Wasser eintauchen, beginnt eine Vielzahl verschiedener Nerven zu feuern. Dadurch wird eine massive Welle elektrischer Impulse mit eventuell positiver Ladung zum Gehirn geschickt, wodurch die Depolarisierung, die während der Aura wahrgenommen wird, verhindert werden kann. Das könnte Beths Beobachtung erklären, dass die Häufigkeit ihrer Migräneattacken nachließ, da das Meerwasser sie auslöschte, bevor es überhaupt dazu kommen konnte.

Die Veränderungen in der elektrischen Aktivität haben jedoch nichts mit anderen, zur Migräne gehörenden Faktoren zu tun. Während die zugrundeliegenden Mechanismen hier weiter unklar sind, könnte eine neuere Entdeckung letztlich für einen Durchbruch gesorgt haben und gleichzeitig klären, inwiefern das Kaltwasserschwimmen Betroffenen wie Beth möglicherweise hilft.

Forscher haben entdeckt, dass die Freisetzung des Neuropeptids CGRP (Calcitonin Gene-Related Peptide) mit Migräneanfällen einhergeht.[39] Durch diese Entdeckung kommt es seither zur Entwicklung einer neuen Klasse von Medikamenten – einprägsamer als „Gepant" bezeichnet –, die diese Neurotransmitter zusammen mit monoklonalen Antikörpern blockieren. Diese Medikamente haben sich für manche Betroffenen als lebensverändernd erwiesen.

Eine der diesem Prozess auf zellulärer Ebene zugrundeliegenden Theorien ist, dass CGRP eine neurogene Nervenentzündung verursacht – Substanzen, die eine Entzündung im Gehirn verursachen, werden von Gehirnnerven freigesetzt –, die eventuell abgeschwächt wird, wenn das parasympathische Nervensystem stimuliert wird. Wie in Kapitel 4 („So zeigen Sie dem kalten Wasser die kalte Schulter", S. 73) beschrieben, kommt es zur parasympathischen Stimulation, wenn wir unser Gesicht in kaltes Wasser tauchen, was erklären könnte, warum das Kaltwasserschwimmen eine ähnlich positive Wirkung hat wie die neuen Gepante.

2021 bekam die unglaubliche Arbeit von vier Ärzten, die maßgeblich daran beteiligt waren, dass Gepante zur klinischen Anwendung gelangten, den Brain Price, die höchste Auszeichnung in der Neurowissenschaft.[40] Wir wissen allerdings noch nicht, ob diese Medikamente bei jedem Menschen wirken, und noch sind sie nicht überall verfügbar. In der Zwischenzeit können Methoden wie das Kaltwasserschwimmen dazu beitragen, dass Menschen, die an Migräne leiden, mit ihrer Krankheit umgehen können und dabei wieder die Kontrolle über ihr Leben zurückgewinnen. Zweifelsohne haben wir hier noch viel zu lernen. Zur Migräne gehören komplexe neuronale Interaktionen, und CGRP ist nur einer von vielen Neurotransmittern, die daran beteiligt sein könnten.

Wenn wir in kaltes Wasser eintauchen, beginnt eine Vielzahl verschiedener Nerven zu feuern.

## „Der Schmerz wird einfach weggewaschen“: Beths Kaltwasser-Schwimmkur

Beths Willenskraft wurde während der 100 Tage des täglichen Schwimmens oft auf eine extrem harte Probe gestellt, wenn sie aus dem Haus und hinunter zum Strand gehen musste: „Vom Wünschen allein wirst du nicht gesund. Du musst so viel Eigeninitiative zeigen, doch es ist so schwierig, wenn du so viele Schmerzen hast. Das Letzte, was du tun möchtest, ist hinunterzugehen und den Kopf ins 8 Grad kalte Wasser zu stecken. Wir genießen das Schwimmen, aber ins Wasser zu gehen, kostet Überwindung.“

Diese Überwindung wird in einer starken Sequenz des Films großartig eingefangen. Beth müht sich sehr zaghaft zum Strand hinunter. Doch sobald sie im Wasser ist, ruft sie: „Das fühlt sich einfach himmlisch an. Oh mein Gott, ich fühle mich so viel besser. Das ist keine Wunderheilung. Ich kann es nicht erklären, aber was auch immer es ist, es ist mir egal. Es funktioniert. Ich habe einfach im Meer etwas Morphium gratis bekommen. Die Schmerzen auf der Skala fallen von 9 auf 4. Der Schmerz wird einfach weggewaschen. Ich habe immer noch Angst und bin panisch. Aber ich wollte sterben und ich habe es einfach nicht mehr ausgehalten, aber jetzt habe ich das Gefühl, dass ich atmen kann.“

Danach reflektiert sie: „Ich hatte heute eine absolute Killermigräne und musste mich wirklich zum Strand schleppen, aber es hilft immer. In gehe ins Meer und weiß einfach, ich mache diesen Schritt, setze einen Fuß vor den anderen. Sich so verdammt anzustrengen, das ist an manchen Tagen schon genug. Nichts, was ich bisher getan habe, hat mich so unglaublich gestärkt.“

Manchmal waren ihre Symptome so schlimm, dass sie nicht zum Strand laufen konnte, also versuchte sie es mit der nächstbesten Alternative, einem kalten Bad. An einer Stelle im Film sagt sie weinend: „Die Schmerzen sind wirklich verdammt stark. Ich kann nicht aus dem Haus gehen.“

Dann kauert sie sich in die Badewanne und sagt: „Es tut so weh. Aber es hilft wirklich.“

Beth feiert ihre Erfahrung als „die morphinartige Schmerzlinderung des kalten Wassers". Sie sagt: „Es geht nicht darum, die Dinge in Ordnung zu bringen. Es geht darum, das Leben leichter zu machen, damit man seine Lebensreise genießen kann, trotz der Herausforderungen, vor denen man steht oder die man noch vor sich hat."

Andy stimmt dem zu und sagt im Film: „Beth hat gegen einen Riss in Raum und Zeit gekämpft, der sich in ihrem Gehirn ausdehnt. Das ist jedenfalls meine Theorie, wie Migräne funktioniert." Welche Art von Medikament wird diesen Riss wohl kitten können?

Da Beth und Andrew ihre Geschichte in den sozialen Medien, im Radio und im Fernsehen erzählten, konnten sie vielen anderen Menschen, die auch unter Migräne leiden, Unterstützung und Hilfe bieten. In dem Film sprechen zwei Menschen aus, was das Schwimmen in der Kälte bei ihnen bewirkt hat. Glynis sagt: „Junge, Junge, das hat mein Leben verändert. Ich würde jedem empfehlen, es zu versuchen – es hat sich zutiefst auf meinen Körper ausgewirkt."

Eine andere Frau, die ebenfalls Beth heißt, beschreibt ihre Erfahrung ganz wunderbar: „Du fühlst dich einfach schwerelos, und deine Sorgen und Schmerzen schmelzen einfach dahin. Es ist nicht so, als würde der Schmerz einfach aufhören – du bist dir schon bewusst, dass er noch da ist – aber er frisst dich nicht auf. Es fühlt sich an wie die Tatsache, dass du Arme und Beine hast. Wenn ich im Wasser bin, dann geht es mir einfach so gut. Es ist einfach so, als würde alles andere dahinschmelzen."

Am Ende des Films betont Beth die Bedeutung der Gemeinschaft für den Umgang mit ihrer Krankheit. „Ebenso wie durch die liebevolle Unterstützung unserer Familie und Freunde haben wir große Unterstützung durch andere Migränebetroffene in den sozialen Medien erfahren; wir sind Teil einer Gemeinschaft von Menschen, die einander helfen, eine chronische Krankheit durchzustehen. Alle richten einander einfach auf. Wir sind ein Stamm."

KAPITEL 9

# „Wach, lebendig und euphorisch – ein Erfolgserlebnis“

## Fibromyalgie

**Der Begriff** ***Fibromyalgie*** ist nichts anderes als eine Latinisierung der Begriffe Fasergewebe wie Sehnen und Bänder (*fibra*, lat. für Faser) und Muskelschmerzen (Myalgie, vom griech. Begriff *myalgia*). Chronische und weitverbreitete Gelenk- und Muskelschmerzen sowie diffuses Schmerzempfinden oder Brennen sind zwar immer Bestandteil der Diagnose, doch Menschen mit diesen Beschwerden haben auch noch zahlreiche andere Probleme.

Sie leiden an Depressionen, Angststörungen und Müdigkeit – die von einem Gefühl der leichten Schläfrigkeit bis hin zur lähmenden Erschöpfung einer grippeähnlichen Erkrankung reichen können – sowie an einer kognitiven Funktionsstörung, ganz besonders einer Konzentrationsstörung und einer zeitweiligen Gedächtnisstörung, sie verwechseln Wörter, sind schwerfällig und benommen. All diese Symptome tragen zu einem Teufelskreis aus einem unruhigen und alles andere als erholsamen Schlaf bei. Menschen mit Fibromyalgie wachen müde und steif auf, haben oft

Kopfschmerzen, leiden unter einem Reizdarm und reagieren empfindlich auf Wetterveränderungen, Geräusche, grelles Licht, Rauch und andere umgebungsbedingte Faktoren.

Wer an einer leichten bis mittleren Fibromyalgie leidet, kann bei richtiger Behandlung meist ein normales Leben führen. Bei schweren Symptomen ist es eventuell nicht möglich, einer bezahlten Arbeit nachzugehen oder ein aktives Sozialleben zu führen. Zwischen zwei und fünf Prozent der Bevölkerung weltweit leiden an einer Fibromyalgie.

Die Krankheit entwickelt sich zwar manchmal ohne offensichtlichen Auslöser, doch ihr Beginn geht oft mit einem Trauma einher – wobei alles infrage kommen kann, von einem schlimmen Sturz oder dem knappen Überleben eines Autounfalls bis hin zu einer viralen Infektion oder der Erwartung eines lebensverändernden emotionalen Ereignisses. Die Arbeitshypothese geht davon aus, dass Fibromyalgie das Produkt einer plötzlichen Verarbeitungsstörung von sensorischen Informationen im Gehirn ist. Das heißt, die „Drähte" im Gehirn und im Körper kreuzen sich immer wieder. Röntgenbilder des Gehirns von Menschen mit Fibromyalgie zeigen eine Aktivitätszunahme und gleichzeitig einen Rückgang spezifischer Neurotransmitter, die für ein anstrengendes Ungleichgewicht sorgen. Eine gestörte Verarbeitung in den visuellen Schaltkreisen und bei der Schmerzwahrnehmung verschlimmern die Symptome.

Es ist also nicht überraschend, dass die Behandlung dieses komplexen Dschungels von quervernetzten neuronalen Schaltkreisen äußerst schwierig ist. Manche Medikamente wirken bei einigen Betroffenen, bei anderen wiederum nicht. Die Behandlung einer Fibromyalgie erfordert oft, Medikamente „off label" einzusetzen, also in anderer Weise als jener, für die sie offiziell zugelassen sind. Solche Arzneimittel, insbesondere ältere Antidepressiva, lindern einzelne Symptome eher nur begrenzt, die Krankheit selbst können sie nicht behandeln, und auch in niedriger Dosierung können sie erhebliche Nebenwirkungen haben.

Was man wirklich braucht, ist eine Möglichkeit, diesen Kreislauf zu durchbrechen und die Schaltkreise neu zu vernetzen.

## Die störenden quervernetzten neuronalen Schaltkreise neu einstellen

Eine Möglichkeit ist die kognitive Verhaltenstherapie, die als Methode nachweislich wirksam und gut durchführbar ist. Dazu gehört vonseiten der Betroffenen, Veränderungen herbeizuführen, etwa der Schmerzreaktion, des Verhaltens, des Umgangs mit Gedanken und Emotionen durch kognitive Restrukturierung, Strategien zur Schmerzbewältigung sowie Entspannung und Imaginationstechniken. Auf diese Weise werden Menschen, die an Fibromyalgie leiden, in die Lage versetzt, mehr Kontrolle über ihre unzähligen Symptome zu erlangen.

Dr. Mark Pellegrino ist der medizinische Direktor der Reha-Abteilung an einem Krankenhaus in Ohio und auf diese Krankheit spezialisiert. Er leidet selbst an Fibromyalgie und versteht besser als die meisten seiner Kolleginnen und Kollegen, wie schwierig es ist, die eigene Denkweise zu verändern und das empfindliche Gleichgewicht zwischen Ruhe und Aktivität zu finden, das den Menschen hilft, ihren Zustand im Griff zu behalten – was er als „Bewegungsdilemma“ beschrieben hat. Weil die Muskeln so angespannt und schmerzhaft sind, werden sie oft bei jedem Bewegungsversuch gereizt. Werden sie jedoch nicht genügend beansprucht, kann es schon bei der leichtesten Aktivität zu einem Krankheitsschub kommen.

„Viele Menschen mit Fibromyalgie haben schon negative Erfahrungen mit Bewegung und sportlicher Betätigung gemacht,“schreibt Dr. Pellegrino auf der Website von Fibromyalgia Action UK.[41] „Das Ziel ist, Bewegung für Betroffene zu einer positiven Erfahrung zu machen.“

Der beste Weg aus diesem Dilemma, sagt er, ist für diese Menschen ein leichtes Konditionsprogramm, beginnend mit dem richtigen Aufwärmen und gefolgt von unterstützenden Atemtechniken, einer richtigen Haltung und einem erhöhten Bewusstsein für die Reaktion des Körpers auf Aktivität – all das sind Kernkomponenten der Kaltwassertherapie.

Tatsächlich haben einige Menschen mit Fibromyalgie schon berichtet, dass das Kaltwasserschwimmen ihre Symptome lindert. Vielleicht löst der körperliche und emotionale Kälteschock wie bei chronischen Schmerzen die Neueinstellung der störenden quervernetzten neuronalen Schaltkreise aus, in ganz ähnlicher Weise wie das bei der kognitiven Verhaltenstherapie durch einen psychischen Prozess geschieht.

Interessanterweise gibt es eine zusätzliche Möglichkeit, bei der das Kaltwasserschwimmen unter Umständen hilft. Wissenschaftliche Experten am King's College in London veröffentlichten 2021 eine Arbeit im *Journal of Clinical Investigation* und stellten die These auf, dass Fibromyalgie durch eine Autoimmunreaktion verursacht werden könnte und diese die Körperreaktion auf Schmerzen auslöst. Diese Theorie steht in absolutem Gegensatz zur vorherrschenden Meinung, dass die anormale Schmerzreaktion bei dieser Krankheit ausschließlich vom Gehirn ausgeht.

In ihrer Studie nahmen sie 45 Menschen mit Fibromyalgie[42] Blut ab und injizierten Mäusen gereinigte Antikörper davon. Sofort reagierten diese Mäuse mit erhöhter Druck- und Kälteempfindlichkeit und zeigten weniger Kraft und Geschicklichkeit, speziell was ihre Fähigkeit betraf, Dinge mit den Pfoten zu greifen. (Im Vergleich dazu wurden anderen Mäusen Antikörper von gesunden Menschen injiziert, und bei ihnen zeigte sich diese Auswirkung nicht.) Die betroffenen Mäuse erholten sich, sobald sich keine Antikörper mehr im Körper nachweisen ließen, was nahelegt, dass Therapien wie der Plasmaaustausch, die dazu konzipiert sind, den Antikörperspiegel von Menschen mit anderen Autoimmunerkrankungen zu verringern, eventuell auch bei Fibromyalgie wirksam sind. Doch der Plasmaaustausch ist ein riskantes, kompliziertes und teures Verfahren.

Autoimmunerkrankungen sind das Ergebnis einer übereifrigen Immunantwort, bei der sich der Körper im Grunde genommen selbst anzugreifen beginnt. Diese Attacken sind durch unangemessen hohe Entzündungswerte gekennzeichnet. Da die Anpassung an kaltes Wasser die Entzündungswerte senkt, was der Grund dafür sein könnte, warum die Symptome der Fibromyalgie abgeschwächt werden, könnte das Kaltwasserschwimmen auf recht ähnliche Weise auch bei anderen Autoimmunerkrankungen, einschließlich entzündlicher Darmerkrankungen und Arthritis, von Nutzen sein.

Vielleicht wird das Kaltwasserschwimmen eine Fibromyalgie nicht heilen können, doch es scheint in zweifacher Weise – durch das Dämpfen des übereifrigen Immunsystems und einen elektrischen Neustart – das Potenzial für echte Vorteile zu haben. Diese These wird durch unsere Kältetherapiekurse und durch Umfragen gestützt, zusammen mit den Erfahrungsberichten von Menschen mit Fibromyalgie, die zeigen, dass es dadurch über kurz oder lang zu einer Besserung der äußerst unangenehmen Krankheitsschübe kommen kann.

Den meisten Menschen ist es wirklich egal, *warum* etwas funktioniert. Wenn eine Maßnahme die so dringend benötigte Ruhepause von Schmerzen und Beschwerden sowie von Ängsten und negativen Einstellungen bringt, nehmen Betroffene sie bereitwillig an. Dazu gehören auch Menschen wie Laura Sanderson, Nikki Marshall und Martin, der das Kaltwasserschwimmen in einem unserer Kurse für sich entdeckte.

## „Tagelang ausgelassen und beschwingt“: Laura, Nikki, Martin und die Kaltwasser-Schwimmkur

Als bei Laura Sanderson die Diagnose Fibromyalgie gestellt wurde, erhielt sie den ärztlichen Rat, kalt zu duschen, doch sie wollte nach draußen gehen, um ihre Belastungsgrenze zu erweitern und ihrer Fantasie freien Lauf lassen. Sie begann vor Ort an den Küsten von Wales zu schwimmen, im Laufe der Zeit schwamm sie überall im Vereinigten Königreich.

Sie berichtete in einem großartigen und inspirierenden kurzen Dokumentarfilm, der den passenden Titel *Hydrotherapy* trug, über ihre Bemühungen (einen YouTube-Link zu dem Film finden Sie im Anhang).

„An manchen Tagen fühle ich mich, als wäre ich 100 Jahre alt“, erzählt sie in der Dokumentation. „Ich komme einfach nicht aus dem Bett. Alle meine Muskeln schmerzen und sind berührungsempfindlich, und gelegentlich schwellen meine Gelenke an. Ich begann im Freien zu schwimmen und die Muskel- und Gelenkbeschwerden wurden sofort besser, und ich hatte das Gefühl, dass mein Körper frei dahintreiben konnte.“

Sie machte verschiedene Gewässer ausfindig – „Seen, Flüsse, Wasserfälle“ –, und konnte so ihre Schmerzen minimieren und sich mit dem jeweiligen Augenblick verbinden. Der kurze Schock beim Eintauchen in das Wasser stellte ihre Verbindung zu ihrem Körper und zur Natur wieder her, erzählte sie.

„Für mich zu sein und zu schwimmen, das war eine Befreiung, und es war die einzige Zeit, in der ich den Augenblick wirklich verarbeiten, mich mit ihm verbinden und darüber nachdenken konnte, wie glücklich ich war, dass ich am Leben war, dass ich immer noch da war. Ich atmete immer noch. Ich konnte es in vollen Zügen genießen, dass ich in der Natur war. Das Schwimmen in der Natur reduziert alles auf das Wesentliche, es macht frei von der materiellen Welt. Es sorgt dafür, dass mein Geist aufhört zu fragen. Es sorgt dafür, dass ich mich auf meinen Atem konzentriere. Es sorgt dafür, dass ich aufhöre, mir über Dinge Sorgen zu machen, die gar keine Rolle spielen und es ermöglicht mir, im Hier und Jetzt präsent zu sein.“

Laura, die sich wie neugeboren fühlt, gründete We Swim Wild (zu Deutsch etwa: „Wir schwimmen in der freien Natur“), eine gemeinnützige Organisation und öffentliche Interessenvertretung, die sich der Förderung und dem Schutz von Wildgewässern und Naturschutzgebieten im gesamten Vereinigten Königreich widmet. Während ich das schreibe, schwimmt sie gerade durch alle Nationalparks auf der britischen Insel, um auf die Verschmutzung durch Mikroplastik und andere Umweltprobleme aufmerksam zu machen.

Nikki Marshall schrieb kürzlich in der Zeitung *The Guardian* wortgewandt über ihre Fibromyalgie. „Für mich beginnt ein akuter Schub mit einer Erschöpfungswelle, die mich innerhalb von Sekunden überflutet und von einem so dicht benebelten Gehirn begleitet wird, dass ich mir manchmal jedes Wort abringen muss. Dann kommt der Schmerz. Meine Hände und Füße fühlen sich eingerostet an und dieses Gefühl steigt auf und tröpfelt in die Handgelenke und die Knöchel, in Ellbogen und Knie, in Schultern und Hüfte. Dazu kommen Muskelschmerzen, ein Gefühl, als wäre man niedergetrampelt worden, das man hat, wenn eine Erkältung oder Grippe im Anflug ist.“[43]

Verschlimmert werden Nikkis Schmerzen durch ihren 40 Jahre langen Kampf mit Endometriose (ein Zustand, bei dem sich versprengte Gebärmutterschleimhaut außerhalb der Gebärmutter befindet; Anm. d. Übers.), eine kräftezehrende Kombination, die sie als „zermürbend und unerbittlich und anstrengend“ beschreibt. Tatsächlich so unerbittlich, dass sie sich im ganzen Jahr 2021 nur an zwei schmerzfreie Tage erinnern kann. „Es ist nie eine Qual …, aber die Beschwerden sind im ganzen Körper, sie überrollen mich wie eine Dampfwalze. Also lege ich mich hin und warte auf den Schlaf.“

Um damit zurechtzukommen, nimmt sie einmal täglich Amitriptylin, ein Antidepressivum, das die Schmerzwahrnehmung im Gehirn blockiert, praktiziert achtsame Atemtechniken und gönnt sich viel Ruhe. Sie achtet außerdem auf eine streng entzündungshemmende Ernährung und geht immer mindestens 7 500 Schritte täglich. Sie erzählt, wie sehr sie die Eisbäder anfangs hasste („sie waren fürchterlich“), doch sie räumt ein, dass sie sich inzwischen danach „tagelang ausgelassen und beschwingt“ fühlt.

Wie Laura und Nikki entdeckte Martin, ein 67-jähriger Gesundheits- und Sicherheitsberater, dass das Freiwasserschwimmen lebensverändernd wirken kann. „Ich war die meiste Zeit meines Lebens ein Hypochonder und litt unter Depressionen“, erzählte mir der vierfache Großvater. „Das bedeutet, dass ich mich die meiste Zeit meines Lebens auf meine Gesundheit konzentriert habe und auf die Befürchtung, schwer krank zu sein und zu sterben. Einer der grundlegenden Faktoren waren die Schmerzen im ganzen Körper. Ich habe jahrelang Antidepressiva genommen und versucht, meine Schmerzen und meine Angst mit Alkohol und allen möglichen Therapien und Ablenkungen zu kaschieren.“

Irgendwann funktionierte diese Strategie nicht mehr. Und so ergeht es vielen Betroffenen. Schließlich schlug sich seine bevorzugte Bewältigungsstrategie „in einem katastrophalen psychischen Zusammenbruch nieder.“ Das ursächliche Trauma war der Tod seiner Schwester in jungen Jahren sowie seine eigene Nahtoderfahrung. Um wieder auf die Beine zu kommen, begann er mit einem strengen Walking-Programm, das sich als vielversprechend erwies, bis er Schmerzen in Fingern und Schultern bekam. Ein Facharzt für rheumatoide Arthritis am örtlichen Krankenhaus diagnostizierte schließlich eine Fibromyalgie.

2016, sagt er, „begann ich mit dem Schwimmen in einem Pool. Am Morgen als Erstes zu schwimmen, sorgte für Bewegung und verbesserte meine psychische Gesundheit."

Gleichzeitig verschlimmerte sich jedoch seine Fibromyalgie. Für den Umgang mit den Gelenkschmerzen schlug sein Osteopath somatisches Pilates vor, bei dem man sich auf seine innere Erfahrung konzentriert, während man den Körper bewegt. Als 2020 die Kurse vor Ort wegen der COVID-19-Pandemie abgesagt wurden, schloss er sich der ersten Gruppe von Kaltwasserschwimmern an und hoffte, das würde zumindest beim Umgang mit seiner psychischen Gesundheit helfen. Und er bekam mehr als erwartet – Martin sagt: „Nach dem ersten Eintauchen in das kalte Wasser ließen meine Gelenkschmerzen fast einen ganzen Tag nach."

Interessanterweise wird meist Wärme, nicht Kälte, zur Linderung der Fibromyalgie-Symptomatik empfohlen – eine Wärmeflasche, heiße Bäder oder Duschen oder warme Hand- oder Fußbäder. Normalerweise hilft das auch, die Schmerzen und die Gelenksteifigkeit zu verringern, insbesondere morgens. Da er an Wärmebehandlungen gewöhnt war, fühlte Martin nichts anderes als „einen Schock, Angst, dann stockte mein Atem und alles war taub", als er zum ersten Mal seinen Fuß in den eiskalten grauen Atlantik tauchte.

Doch als er aus dem Wasser kam, war er „wach, lebendig und [hatte] ein Gefühl von Euphorie und Erfolgserlebnis." Das schockierte ihn geradezu. Es gab „keine Schmerzen, keine Steifigkeit, nur das Gefühl, eins zu sein mit meinem Körper. Nachdem ich ein Leben lang ein Hypochonder war und unter Depressionen gelitten hatte, war mir das Gefühl ‚im Hier und Jetzt zu sein', völlig fremd. Das Eintauchen in das kalte Wasser bringt dich jedoch genau dorthin."

Ein Jahr später traf sich Martin dreimal pro Woche mit „ein paar großartigen Kaltwasserfans zum Schwimmen und Baden" und findet, dass „mir das kalte Wasser noch immer Vorteile bringt." Doch zu dem vielleicht tiefgreifendsten Augenblick kam es, als er zum dritten Mal beim

Doch zu dem vielleicht tiefgreifendsten Augenblick kam es, als er zum dritten Mal beim Kaltwasserschwimmen war. Martin erinnert sich deutlich daran, wie er im Wasser schwebte und erstmals seit Jahrzehnten ein Gefühl von Freiheit und Hoffnung erlebte.

Kaltwasserschwimmen war. Martin erinnert sich deutlich daran, wie er im Wasser schwebte und erstmals seit Jahrzehnten ein Gefühl von Freiheit und Hoffnung erlebte. Er sagt:

> *Ich blickte hinauf in den Himmel. Er war so groß und weit. Und die Endlosigkeit des Meeres erfüllte meinen Geist mit nichts als Ruhe. Das Meer bringt mich in die Wirklichkeit zurück. Seine enorme Größe und Kraft erinnern mich einfach daran, wie unbedeutend meine Sorgen sind. Nicht, dass sie irrelevant werden, eher, dass sie zu handhaben sind.*
> *Das Hochgefühl, das Gemurmel des Wassers, meine Stimmungsaufhellung, die Verbindung mit der Natur und die Verschiebung des Blickwinkels haben mich absolut überzeugt, dass das Schwimmen im Meer eine lebenswichtige Rolle dabei spielt, wie ich mich künftig um meine psychische Gesundheit kümmere. Sich als Teil von etwas Größerem zu fühlen, erinnert mich so eindringlich daran, dass alle meine Probleme relativ klein und lösbar sind. Das ist für Menschen wie mich, die aus einer Mücke einen Elefanten machen, ganz besonders wichtig.*
> *Ich habe in meinen kühnsten Träumen nie daran gedacht, dass ich im Winter im Meer schwimmen könnte. Ich dachte, das wäre schlecht für mich und würde mich krank machen. Doch ich kann es immer noch nicht glauben, dass ich seit Ende Oktober 2020 zwei- oder dreimal pro Woche ins Meer steige. Jedes Mal, wenn ich das mache – selbst an diesen dunklen nassen Tagen – berauscht mich das Gefühl und ist von unschätzbarem Wert.*

## KAPITEL 10

# „Ich fühle mich glücklich, stark und ganz“

### Autoimmunerkrankungen

**Morbus Crohn ist eine schwerwiegende Krankheit**. Jeder Teil des Dünn- und Dickdarms kann in unterschiedlichen Schweregraden davon betroffen sein. Bei geschätzten 75 Prozent der Erkrankten kommt es irgendwann einmal zu einer Operation, die direkt mit der Krankheit in Zusammenhang steht. Zu der breiten Palette von Verfahren, denen sich Menschen eventuell unterziehen müssen, gehören die Entfernung großer Abschnitte des Darms sowie künstliche Ausgänge an Dünn- oder Dickdarm. Es besteht auch ein erhöhtes Darmkrebsrisiko.

Neben Colitis ulcerosa ist Morbus Crohn eine der beiden Formen der (chronisch) entzündlichen Darmerkrankung (CED), die durch ein anhaltendes Entzündungsgeschehen des Verdauungstrakts charakterisiert sind und zu einer dauerhaften Darmschädigung führen können. Sie unterscheiden sich von der häufigeren, als Reizdarmsyndrom (RDS) bekannten Krankheit, die zwar den Dickdarm beeinträchtigt, aber eine viel bessere Prognose hat.

Die genaue Ursache der chronisch entzündlichen Darmerkrankung ist zwar noch unbekannt, aber wir wissen, dass sie das Ergebnis eines fehlerhaften Immunsystems ist. Zum Schutz des Körpers greift ein ordnungsgemäß funktionierendes Immunsystem fremde Organismen wie Viren und Bakterien an. Die entzündliche Darmerkrankung ist das Ergebnis eines Immunsystems, das falsch reagiert auf umweltbedingte Auslöser und versehentlich das eigene Gewebe angreift. Mit anderen Worten, der Fehler besteht darin, dass das Immunsystem nicht zwischen eigenem Gewebe/Selbst und eindringenden Mikroorganismen/Fremd unterscheiden kann, und so wird eine „Autoimmunerkrankung" auch definiert. Es gibt zahlreiche Beispiele dafür, von denen viele immer häufiger in Erscheinung treten, etwa Nahrungsmittelallergien, Heuschnupfen und rheumatoide Arthritis.

Unter idealen Bedingungen ist die Entzündung Teil eines gesunden Immunsystems. Doch wie es bei den meisten Dingen im Leben ist, kann man auch von etwas Gutem zu viel haben. Eine Folge der überaktiven Fehlzündungen des Immunsystems, die Entzündung im Verdauungstrakt, erklärt, warum die Krankheit auch mit einer Entzündung von Haut, Augen, Gelenke, Leber, Gallengängen und Nieren einhergeht, was dort zu Nierensteinen führt.

Eine neuere, in der Fachzeitschrift *The Lancet* veröffentliche Überprüfung und Metaanalyse[44] weist darauf hin, dass bei Menschen mit einer entzündlichen Darmerkrankung sehr häufig Angst- und Depressionssymptome auftreten. In der Studie war etwa ein Drittel der Patientinnen und Patienten von Angstsymptomen und ein Viertel von den Symptomen einer Depression betroffen. Bei Menschen mit aktuellem Krankheitsschub treten diese Symptome häufiger auf: Die Hälfte von ihnen erfüllten die Kriterien der Studie in Bezug auf die Angstsymptome, ein Drittel die der Depression.

Die chronisch entzündliche Darmerkrankung (CED) und andere Autoimmunerkrankungen sind verheerend und beeinträchtigen nahezu jeden Aspekt des physischen und psychischen Wohlbefindens eines Menschen.

Im Laufe meiner beruflichen Laufbahn habe ich bei vielen Menschen, die sich wegen einer CED operieren lassen mussten, die Narkose durchgeführt. An eine Operation erinnere mich noch ganz deutlich. Die Patientin war eine entzückende junge Frau Anfang zwanzig. Bei ihr stand eine

Laparotomie, eine operative der Eröffnung der Bauchhöhle, auf dem Programm, es sollte ein Teil des Darms entfernt und ein künstlicher Darmausgang gelegt werden. Ich hatte damals gerade meine Facharztausbildung beendet – war noch in den Dreißigern, also nur wenig älter als die Patientin – und ganz erstaunt darüber, wie unglaublich schlank sie war. Das war natürlich zumindest teilweise der Mangelernährung geschuldet, einer Folge ihrer Krankheit, aufgrund derer der Darm nur eingeschränkt Nährstoffe resorbieren kann. Zusätzlich zur allgemeinen Narkose wird bei einer Laparoskopie standardmäßig ein Epiduralkatheter zur Schmerzlinderung und Verringerung der Stressreaktion auf die Operation gelegt.

Eine der möglichen Komplikationen ist jedoch etwas, das als „Lumbalpunktion" oder Spinalpunktion bekannt ist. Dabei wird eine große Menge Rückenmarksflüssigkeit abgelassen, von der die Wirbelsäule umspült wird, und die Patientinnen und Patienten wachen oft mit schweren Kopfschmerzen auf. Ich erinnere mich daran, dass ich dachte, wie vorsichtig ich sein musste, um diese Komplikation zu vermeiden, als ich mich dem Rücken der Frau näherte. Im Allgemeinen beträgt der Abstand, bis man auf den Epiduralraum trifft, fünf bis sechs Zentimeter, sticht man tiefer, punktiert man den Spinalraum. In mehr als einem Vierteljahrhundert als Anästhesist lag die kürzeste Entfernung, auf die ich traf, bei 3,5 bis 4 Zentimetern. Bei dieser Patientin führte ich seinerzeit die Nadel kaum 2 Zentimeter tief ein, und es kam mir ein Schwall von Rückenmarksflüssigkeit entgegen. Das ist eine perfekte Darstellung der Auswirkungen, die eine entzündliche Darmerkrankung auf die Gesundheit einer jungen Frau haben kann.

## Wenn die Krankheit den Alltag beherrscht

Jede Art von CED ist verheerend und ganz besonders schlimm ist es bei Kindern, da es zu schweren Bauchschmerzen und Krämpfen, häufigen Durchfällen, Blut im Stuhl und infolgedessen zu einer Müdigkeit kommt, die einen für Stunden außer Gefecht setzt.

Noch schlimmer und wirklich verwirrend für ein Kind ist aber, wenn die Erwachsenen auch nicht wissen, was los ist. Nur allzu oft kann es bei

Kindern oder Heranwachsenden mit CED zur Fehldiagnose einer Essstörung kommen, und oft erhalten sie Appetit anregende Medikamente, weil ihr Gewicht so gering ist. Schlimmer war es nur noch in den 1930er-Jahren, als Ärzte in Verkennung der Ursache bei den Betroffenen manchmal bei einem vergeblichen Heilversuch eine Lobotomie – eine Nervendurchtrennung im Gehirn zwischen Thalamus und Frontallappen und Teilen der grauen Substanz – durchführten.[45] Doch noch in den 1970er-Jahren, als Rob Starr aufwuchs, gab es für Morbus Crohn – selbst wenn die Erkrankung korrekt diagnostiziert wurde – keine wirksame Behandlung.

„Durch meine Krankheit konnte ich mich in der Schule wegen der Schmerzen nicht konzentrieren, erzählte mir Rob. „Ich galt als Faulpelz und Störenfried. Doch meine Krankheit war damals kein Thema, also wurde ich einfach als ungezogenes Kind betrachtet. Ich denke, dass ich definitiv deshalb ein schlechter Schüler war – und da ich bereits abgestempelt war, wurde ich meinem Ruf auch gerecht. Ich verließ die Schule kurz vor meinem 17. Geburtstag."

Doch dann machte Rob Fortschritte, er weigerte sich, in Selbstmitleid zu versinken oder unter seiner Einsamkeit zu Hause zu leiden. Er fand einen Einstiegsjob bei einer örtlichen Versicherung in Brighton, im Wesentlichen war es ein schlecht bezahltes Praktikum. „Aber der Inhaber mochte mich und sagte, ich könnte Kaffee und Tee kochen."

Im Laufe der Zeit arbeitete sich Rob auf der sprichwörtlichen Leiter nach oben und übernahm immer mehr Aufgaben eines Vertriebskollegen, denen dieser nicht gewachsen war. „Ich hatte am Telefon und an der Rezeption allen zugehört und buchstäblich alles aufgesogen, und so qualifizierte ich mich für die Stelle."

Doch als er endlich dabei war, beruflich durchzustarten, verschlechterte sich sein Zustand.

„Ich war ungefähr 20 Jahre alt, als ich plötzlich dramatisch abnahm", sagt Rob. „Ich besuchte meine Eltern zu Hause und konnte kaum die Treppe hinaufsteigen. „Ich hatte meine Darmtätigkeit nicht unter Kontrolle, was mir ziemlich unangenehm war. Im Krankenhaus hängte man mich an den Tropf und ich blieb etwa zwölf Wochen auf der Intensivstation, weil sie mein Problem nicht diagnostizieren konnten und ich nicht in der Lage war, etwas zu essen." Rob magerte auf weniger als 38 Kilogramm ab.

Irgendwann stellte ein kluger Kopf die Diagnose Morbus Crohn.

Rob wurde ein komplexer Medikamentencocktail verordnet aus dem Kortisonpräparat Prednisolon, welches die Entzündungsherde eindämmte, und dem Immunsuppressivum Mercaptopurin, das auch zur Behandlung von speziellen Blutkrebsarten einschließlich Leukämie, verschrieben wird. Die Medikamente stabilisierten zwar seinen Zustand, doch sie hatten verheerende Nebenwirkungen. Das Mercaptopurin hemmte die Funktion des Knochenmarks, was die natürliche Fähigkeit des Körpers zur Blutzellbildung einschränkte. Die Arzneimittel waren außerdem lebertoxisch und führten zu Erbrechen und Appetitverlust, also dem genauen Gegenteil dessen, was ein untergewichtiger Patient braucht. Insgesamt nahm Rob vier Mercaptopurin-Tabletten täglich, zusätzlich zu unvorstellbaren Mengen von Prednisolon, von sechs bis zu mehr als 40 Tabletten täglich, wenn er an einem Tiefpunkt war.

Aufgrund der Medikamente entwickelte er außerdem eine Osteoporose; diese wurde diagnostiziert, als ein Bruch des Handgelenks einfach nicht ausheilte. Die Untersuchung seiner Knochendichte ergab, dass seine Wirbelsäule die Dichte eines 90-Jährigen hatte.

Und als wären die körperlichen Beschwerden nicht schon schlimm genug, litt Rob unter Entzündungen in den Gelenken, den Augen und der Leber. Die Folge der Leberentzündung war, dass er keine Harnsäure – ein giftiges Stoffwechselprodukt – mehr ausscheiden konnte; sie lagerte sich dann in und an den Gelenken ab. „Meine Arthritis wurde diagnostiziert, da ich etliche Male wegen sehr starker Schmerzen und Schwellungen nicht mehr laufen konnte. Auch die Lasertherapie empfand ich als sehr schmerzhaft mit langwierigen Schwellungen nach der Behandlung. Ich hatte trockene Augen und musste Tränenwegsverschlüsse in den Tränenkanal einsetzen lassen, damit nicht zu viel Flüssigkeit verloren ging."

Wie viele Menschen, die unter einer chronisch-entzündlichen Darmerkrankung leiden, hatte Rob das Gefühl, als habe seine Krankheit die Herrschaft über sein Leben übernommen.

Doch Rob ließ sich nicht unterkriegen. Gegen den ärztlichen Rat und die Warnung, er würde sich die Wirbelsäule brechen, begann er Sport zu treiben. Squash, Laufen, Radfahren – er machte alles, was ihm nicht zu viele Schmerzen bereitete. Gleichzeitig baute er eine Wohltätigkeitsorganisation auf, den Starr Trust, um benachteiligten Kindern zu helfen. Durch diesen altruistischen Akt machte er „versehentlich" die Bekanntschaft mit den Vorzügen des Kaltwasserschwimmens.

Ursprünglich wollte Rob einen Marathon laufen, um Geld für seine Wohltätigkeitsorganisation zu sammeln, doch sein Morbus Crohn hinderte ihn daran, längere Strecken zu laufen. „Ich wollte trotzdem etwas tun", sagt er. „Im Fernsehen sah ich eine Geschichte über einen Kanalschwimmer. Ich beschloss, stattdessen nach Frankreich zu schwimmen. Ich war ein ziemlicher Nichtschwimmer und rechnete damit, dass mich mein Darm ausbremsen würde, aber ich versuchte es. Als ich begann, nahm ich immer noch Tabletten gegen die Erkrankung."

## „Mit Abstand das Beste": Robs Kaltwasser-Schwimmkur

Bei vielen Krankheiten ist Bewegung eine großartige Maßnahme, zum Teil deshalb, weil sie die Entzündungsherde im Körper eindämmt. Potenziell könnten also dadurch die Darmsymptome und die mit Crohn einhergehenden Auswirkungen gelindert werden. Leider kann Bewegung für Menschen mit einer CED recht schwierig und sogar riskant sein, weshalb Robs Arzt ihm davon auch abriet. Die Nährstoffe, die er benötigt, wenn er ein athletisches Training auf nennenswertem Niveau anstrebt, kann er nur schwer resorbieren, wie die Geschichte der jungen Frau zeigt, die ich anästhesiert habe. Noch schlimmer war, dass er weitere und weitaus schlimmere Knochenbrüche riskierte. Bei CED kann die Kur manchmal schlimmer sein als die Krankheit selbst.

Rob erinnert sich an seine ersten Ausflüge ins Wasser. Wie bei anderen Menschen, die zum ersten Mal im kalten Wasser schwammen, war es zuerst schockierend. Das zweite und dritte Mal war nicht mehr so schlimm. Beim siebten Mal, erinnert sich Rob, war es „mit Abstand das Beste".

„Ungefähr einen Monat nachdem ich angefangen hatte, im Meer zu schwimmen, stellte ich fest, dass ich mit Schmerzen an den Strand ging – am Morgen ist es immer am schlimmsten –, dass sie danach aber schwächer wurden, und es mir bis vielleicht zum Schlafengehen oder sogar bis zum nächsten Morgen besser ging. Wenn ich gerade einen Schub hatte, war ich im Wasser auch die ganze Zeit über schmerzfrei, was eine enorme Erleichterung war."

Rob begann damit, seine Schmerzen vor und nach dem Schwimmen zu dokumentieren. Als er die Wirkung schwarz auf weiß sah, fasste er den Entschluss, seine Medikamente abzusetzen – ein radikaler Schritt. „Ich habe niemandem davon erzählt, nicht einmal meiner Frau", sagt er. „Ich habe einfach die Tablettenflaschen im Bad geschüttelt, sodass es sich anhörte, als würde ich sie nehmen und dann spülte ich sie weg – schon irgendwie albern in meinem Alter! Nach einigen Monaten stellte ich fest, dass ich morgens zwar Schmerzen hatte, doch sobald ich im Meer war, waren sie bis zum nächsten Tag verschwunden. Ich pausierte für ein paar Wochen mit dem Schwimmen, einfach um sicherzugehen, dass ich es mir nicht einbildete, und nahezu sofort begleiteten mich meine Schmerzen wieder dauerhaft. Ohne Tabletten und ohne Schwimmen kämpfte ich mich durch den Tag. Ich nahm wieder ab, und es war für mich einfach schwer, ich selbst zu sein. Nach zwei Wochen ging ich wieder ins Meer und – sofort war alles gut."

Den Ärmelkanal alleine zu durchschwimmen ist ein enormes Unterfangen. Ich bin ziemlich oft acht Kilometer im offenen Meer geschwommen und jedes Mal, wenn ich das mache, schlagen mir Leute vor, ich solle doch versuchen, den Ärmelkanal zu durchqueren. Ich antworte immer, dass ich zu meinem Vergnügen im Freien schwimme. Bis zu 24 Stunden im kalten Wasser zu verbringen, sich oft seekrank zu fühlen und sich gleichzeitig Sorgen wegen der ständigen Bedrohung durch Quallen und den Containerschiff-Verkehr zu machen, ist wahrlich kein Vergnügen. Man hat noch nicht mal eine schöne Aussicht, und wenn man in Frankreich ankommt, dann muss man in dasselbe kleine Boot klettern, das einen von der englischen Küste aus begleitet hat und schnurstracks nach

Dover zurückfahren, anstatt einen Stopp für eine Gourmet-Mahlzeit und ein Glas Champagner zur Feier des Tages einzulegen.

Außerdem ist das Training dafür unglaublich hart. Neben meiner täglichen Radtour zur Arbeit und dem Schwimmen im Meer komme ich jede Woche mit ein paar neunzigminütigen Trainingseinheiten im Pool bei einem guten Trainer aus. Das alles würde nicht einmal für ein einziges Trainingsschwimmen zum Durchqueren des Ärmelkanals ausreichen. Und um sich für eine offizielle Kanaldurchquerung überhaupt zu qualifizieren, muss man ein sechsstündiges Qualifikationsschwimmen in mindestens 15 Grad Celsius kaltem Wasser absolvieren. Das dauert viele Stunden, im Pool und im offenen Meer, in denen man Energydrinks in sich hineinschüttet und mit Gummibärchen und Haferriegeln wieder Energie tankt. (Tatsächlich schmeckt Letzteres ziemlich gut – Rob und ich haben eine gemeinsame Freundin, Fiona, die viele erfolgreiche Überquerungen gecoacht hat und die besten Riegel der Welt macht.)

Als Rob auf diesem fast schon unmenschlichen Niveau trainierte, verschlechterte sich sein Morbus Crohn und er konnte nicht mehr genug Energie aufnehmen (obwohl er Zugang zu Fionas Backkünsten hatte), er verlor wieder Gewicht, weswegen er das Training einschränken musste. Hier sieht man wieder einmal, dass viel nicht immer auch viel hilft.

Rob trainierte zwei Jahre lang fleißig, konnte jedoch nie länger als acht Stunden schwimmen, also schloss er sich einer Staffel zur Durchquerung des Kanals an. Das Team schaffte es im August 2012 nach Frankreich, sammelte dabei knapp 90 000 Euro ein, mit denen 21 Projekte zugunsten junger Leute gefördert wurden.

Rob sagt: „Ich habe auch festgestellt, dass es mir mental erstaunlich guttat. Ich stand unter großem Stress, als ich damit anfing. Ich hatte mit meiner Krankheit zu tun, war Vater eines sechs Monate alten Babys, baute unser Familienhaus, war Geschäftsführer, leitete eine Wohltätigkeitsorganisation und hatte gerade meinen Vater im Alter von 60 Jahren durch Krebs verloren. Und natürlich trainierte ich für ein Ereignis, das mich in jeder Beziehung physisch und psychisch herausfordern würde. Doch irgendwie lösten sich alle meine Sorgen und der ganze Stress auf, wenn ich im Meer war. Ich bin mir nicht sicher, ob ich damals mit all dem fertig geworden wäre, wenn ich nicht jeden Morgen die Ruhe des Meeres hätte genießen können."

Seine Arthritis, die ihm vorher Woche für Woche jede Menge Schmerzen und Schwellungen bereitet hatte, beeinträchtigt ihn jetzt nur noch etwa sechsmal im Jahr. Und die schmerzhaften Schwellungen durch die Lasertherapie gehörten der Vergangenheit an, als er die Medikamente absetzte und mit dem Kaltwasserschwimmen begann.

Heutzutage flammt die Symptomatik erneut auf, wenn er keinen Zugang zum offenen Meer hat. Nach ein paar Tagen bekommt er dann Bauchschmerzen und wenn er länger als eine Woche nicht schwimmt, dann fühlen sich seine Schmerzen wie früher an.

Rob neigt zwar nicht zum Übertreiben, doch er ist oft versucht, sich etwas ganz Besonderes zu gönnen, das, wie er weiß, seine körperliche Konstitution herausfordern wird. Er weiß aber auch, dass sein Körper diese gelegentlichen Ausrutscher tolerieren kann, denn alle Beschwerden sind vergangen, sobald er nach seinem täglichen „Konstitutionstraining" vom Strand zurück nach Hause läuft.

Heute nimmt Rob nur noch eine Tablette täglich wegen seiner Arthritis. Er leidet immer noch fast täglich an Durchfällen und Schmerzen, die ihn auch für ein paar Stunden außer Gefecht setzen können, aber er hat eine Lösung gefunden, um dennoch an Wettkämpfen teilzunehmen und sich fast herkulischen Herausforderungen zu stellen. „Ich habe es geschafft, Marathons zu laufen, mit dem Rad auf die Spitze des Mont Ventoux zu fahren, ein Dutzend Triathlons über die olympische Distanz und zwei Rennen über die halbe Ironman-Distanz zu absolvieren." Im Sommer 2021 konnte er einen Ironman sogar unter 14 Stunden bewältigen. Wenn ich an den 20 Jahre alten Burschen denke, der nicht in der Lage war, bei seinen Eltern die Treppe hinaufzusteigen, finde ich das absolut unglaublich. Nach seinem Ironman-Erfolg, erzählte er mir, war er am nächsten Morgen wieder im Ozean und genoss das Wasser, das in Wellen über seinem schmerzenden Körper zusammenschlug.

Rob sagt, er sei „ziemlich tief in die Achtsamkeit" gegangen „und habe mir selbst beigebracht zu meditieren und meinen Geist vor der Welt und vor dem Schmerz im Allgemeinen zu verschließen. Es mag ein bisschen

Ich bin mir nicht sicher, ob ich damals mit all dem fertig geworden wäre, wenn ich nicht jeden Morgen die Ruhe des Meeres hätte genießen können.

verrückt klingen, aber ich kann tatsächlich Schmerzen „wegatmen". Ich wäre dazu jedoch absolut nicht in der Lage gewesen, wenn ich nicht im Meer schwimmen könnte, um meine Krankheit unter Kontrolle zu halten."

Und die Auswirkungen sind nicht einfach nur körperlicher Natur. Rob sagt:

> *Im Laufe der Jahre habe ich das Meer als meine Art der Meditation genutzt. Ich gehe mit jeder Sorge und jedem Stress psychisch um, indem sie „wegschwimme". Das Meer ist nicht nur zu meinem Arzneimittel für den Körper geworden, sondern auch mein Retter für die Psyche. Ich kann nicht genug betonen, wie wichtig das Schwimmen im Meer für mich ist.*
>
> *Ich fühle mich glücklich, ich fühle mich stark und ich fühle mich ganz. Das Gefühl von Freiheit, wenn ich morgens als Erstes draußen in der Natur sein kann, ist einfach eine unglaubliche Art, den Tag zu beginnen. Ich kann nur darüber rätseln, was es mit dem kalten Wasser auf sich hat, dass es all das bewirkt. Es lenkt sicher meinen Geist von anderen Dingen ab – etwa von physischen und psychischen Schmerzen. Vielleicht ist es die Kälte oder die Bewegung des Meeres oder es sind die natürlichen chemischen Stoffe oder einfach alles zusammen. Doch was auch immer es ist, es ist unglaublich.*
>
> *Das Schwimmen im Meer hat buchstäblich jeden Aspekt meines Seins verändert.*

KAPITEL 11

# „Es hilft mir, mich geerdet und stark zu fühlen“

## Trauma und posttraumatische Belastungsstörung

**„Leben“, sagt uns Buddha, „ist Leiden.“**

Stress ist unvermeidlich. Wir alle müssen damit fertig werden, meist täglich. Manchmal hat man mehr Stress, manchmal weniger. Doch weil auch ein bisschen Stress schon zu viel sein kann, wirkt er sich schädlich auf unsere Gesundheit aus. Auch auf die Gefahr hin, mich zu wiederholen – der hauptsächliche Mechanismus, über den das abläuft, ist die Entzündung.

Dauerhafter psychischer Stress führt zu einer chronischen Erhöhung der Stresshormone im Blut, insbesondere von Kortisol. Kortisol wird als naturgegebenes Alarmsystem bezeichnet und seine Ausschüttung ist ein wesentlicher Teil unseres Abwehrmechanismus. Das Hormon wirkt auf breiter Ebene, dazu gehören der Anstieg des Blutzuckerspiegels, die Vorbereitung, das sogenannte Priming, der Aktivitäten von Leukozyten, also der weißen Blutkörperchen, und die Freisetzung von entzündungsfördernden Substanzen, damit der Körper für eine physische Verletzung oder Infektion gewappnet ist. Während diese Auswirkungen in einer Akutsituation positiv sind, kann es bei anhaltendem Stress dazu kommen, dass die entsprechenden Spiegel dauerhaft erhöht bleiben, ohne dass eine körperliche Bedrohung vorliegt, und in der Folge kommt es zu Gewebeschäden.

Wir alle bleiben in unserem Leben von emotionalen und physischen Traumata nicht verschont, sei es, dass wir unsere Arbeit verlieren, dass jemand stirbt, der uns nahesteht, oder durch eine Prüfung fallen. Es gibt unterschiedliche Traumata und es gibt unterschiedliche Reaktionen.

Die American Psychological Association beschreibt Trauma als eine emotionale Reaktion auf ein schreckliches Ereignis. Schock und Verleugnung unmittelbar danach sind typisch. Zu den späteren Reaktionen gehören unberechenbare Emotionen, das immer wieder neue Durchleben der traumatischen Situation in der Erinnerung (sogenannte Flashbacks), angespannte Beziehungen und körperliche Symptome wie Kopfschmerzen und Übelkeit.

Alle diese Gefühle und Reaktionen auf traumatische Ereignisse sind normal.

Eine „Anpassungsstörung“ tritt dann auf, wenn die emotionalen oder verhaltensbedingten Symptome, die jemand erlebt, schwerwiegender sind als erwartet. Die Symptome selbst mögen zwar angemessen erscheinen – etwa ein Gefühl von Anspannung, Traurigkeit oder Hoffnungslosigkeit, der Rückzug von anderen Menschen, Trotzhandlungen oder impulsive Verhaltensweisen sowie körperliche Manifestationen wie Zittern, Herzrasen und Kopfschmerzen –, doch in Kombination führen sie zu einer Überforderung und verursachen erheblichen „Distress“, also negativen Stress.

Das kommt sehr häufig vor. Bei etwa 5 bis 20 Prozent der Menschen, die in ambulanter psychologischer Behandlung sind, lautet die Hauptdiagnose Anpassungsstörung, und mehr als 15 Prozent der Erwachsenen mit Krebs entwickeln eine solche.[46]

Kommt es im Zuge eines traumatischen Einzelereignisses zu einem Zusammenbruch, spricht man von einer „akuten Belastungsstörung“. Normalerweise treten die Symptome in einem Zeitraum zwischen drei Tagen und einem Monat nach dem Ereignis auf und schließen Flashbacks, Albträume und das Gefühl von Lähmung und Abgekoppeltsein ein. Geschätzte 21 Prozent der Menschen, die einen Autounfall überleben, entwickeln eine akute Belastungsstörung, und 20 bis 50 Prozent derjenigen, die bei einem Überfall, einer Vergewaltigung oder einer Massenschießerei mit dem Leben davongekommen sind, ebenfalls.

Halten die Symptome länger als einen Monat an und verursachen erheblichen Stress oder Probleme im Alltag eines Menschen, wird das als posttraumatische Belastungsstörung (PTBS) eingestuft, als Zustand gesteigerter Wachsamkeit (Hypervigilanz) und erhöhter Schreckhaftigkeit. Etwa die Hälfte aller Menschen mit einer akuten Belastungsstörung entwickelt eine PTBS; das betrifft jedes Jahr ungefähr 3,5 Prozent der Erwachsenen in den USA und im Vereinigten Königreich. Es ist schockierend, dass Schätzungen zufolge jeder 11. Mensch in seinem Leben die Diagnose PTBS erhält – und Frauen sind im Vergleich zu Männern mit einer doppelt so hohen Wahrscheinlichkeit davon betroffen.

PTBS-Betroffene beschreiben die Flashbacks als so lebendig, dass sie das Gefühl haben, das traumatische Ereignis würde in der Gegenwart erneut stattfinden. Außerdem beschreiben sie eine überdeutliche Wahrnehmung von Geräuschen, Gerüchen oder Geschmacksempfindungen, die mit dem Trauma verbunden sind, zusätzlich zu den körperlichen Empfindungen von Schmerz, Druck, Schwitzen oder Übelkeit, was von wenigen Sekunden bis hin zu Stunden oder sogar Tagen anhalten kann. So beschrieb eine Person ihre Erfahrung anschaulich: „Ich hatte ständig Herzrasen und fühlte mich andauernd benommen. Ich konnte das Haus nicht verlassen und entwickelte Angst vor dem Einschlafen, da ich überzeugt davon war, dass ich sterben würde.“[47]

Wird ein Mensch an das traumatische Ereignis erinnert, gehört zu seinen Reaktionen, dass er in Panik gerät, sich schnell aufregt oder wütend wird, eine erhöhte Wachsamkeit entwickelt und schlecht oder zu wenig schläft, was zu Reizbarkeit oder aggressivem Verhalten führt. Eine andere betroffene Person sagte: „Der Schlafmangel und das Gefühl, nie Frieden zu finden, sind anstrengend.“

Erschwerend kommt hinzu, dass Menschen mit PTBS oft Schwierigkeiten haben, Zuneigung auszudrücken, und sie können ein selbstzerstörerisches oder leichtsinniges Verhalten wie Drogen-, Medikamenten- oder Alkoholmissbrauch an den Tag legen. Jemand anderes gab es so wieder: „Mein Verhalten veränderte sich und ich wurde unberechenbar. Ich wollte mich in einem Moment einschließen und niemanden sehen oder sprechen und in einem anderen mitten in der Woche auf Partys gehen und spät nach Hause kommen." Ein anderer Betroffener erzählte, wie das Trauma auch noch Wochen oder Monate nach dem auslösenden Ereignis zum Vorschein kommen kann: „Am Anfang dachte ich, ich komme ganz gut klar. Einige Wochen nach dem Ereignis erlebte ich dann unangenehme körperliche Symptome, die einem Herzinfarkt ähnelten: Schmerzen in der Brust, ein Gefühl der Enge und Schwindelanfälle, so schwer, dass ich dachte, ich würde ohnmächtig werden."

Der Ursprung dieser wiederkehrenden körperlichen Auswirkungen hängt mit der physischen Reaktion auf Stress zusammen. Der Körper setzt Kortisol und Adrenalin frei, um auf eine Bedrohung zu reagieren. Weil das Gedächtnis so stark ist, wird, sobald sich jemand an eine frühere traumatische Erfahrung erinnert, wieder die gleiche Stressreaktion ausgelöst: Kampf, Flucht oder Erstarren. Kampf und Flucht sind Formen der Mobilisierung, um eine Gefahr zu überleben. Das Erstarren ist eine Art Lähmung, wenn der Stress zu übermächtig ist, um noch irgendetwas tun zu können. Ist das Nervensystem nicht in der Lage, das normale Gleichgewicht wiederherzustellen, dann kann ein Mensch nicht über das ursprüngliche Ereignis hinwegkommen oder es hinter sich lassen. Die Arbeitstheorie lautet, dass Menschen, die die andauernden psychischen Auswirkungen von Stress und Trauma erleben, ob sie nun eine PTBS entwickeln oder nicht, Erfahrungen speichern, die nicht in geeigneter Weise verarbeitet sind. Viele erholen sich schnell von den Erlebnissen, eine erhebliche Anzahl aber auch gar nicht. All jene, die sich davon nicht erholen, brauchen eine Art Neustart ihrer neurologischen Schaltkreise.

Gegenwärtig gehören zu den aktiven Behandlungsmethoden bei Trauma und PTBS die kognitive Verhaltenstherapie und EMDR (*Eye Movement Desensitization and Reprocessing*). Viele Betroffene haben gleichzeitig noch andere psychische Gesundheitsprobleme, einschließlich Depressionen, die gegebenenfalls medikamentös behandelt werden müssen. Wenngleich Medikamente helfen können, verschlimmern sie unter Umständen aber auch das lähmende Gefühl und das Abgekoppeltsein.

Es gibt viele Möglichkeiten, um eigeninitiativ mit Stress und dem anhaltenden Einfluss traumatischer Ereignisse umzugehen. Dazu gehören die folgenden fünf einfachen Maßnahmen:[48]

1. In Bewegung kommen und sich sportlich betätigen, insbesondere durch Gehen, Laufen, Radfahren und Schwimmen.
2. An gesellschaftlichen Aktivitäten teilnehmen, um sich als Teil einer Gemeinschaft zu fühlen.
3. Achtsam sein und tief und kontrolliert atmen, um Emotionen zu steuern.
4. Gesund und regelmäßig essen und gut schlafen.
5. Sich viel in der Natur und an der frischen Luft aufhalten.

All das ist möglich, wenn man sich einer Freischwimmergruppe anschließt.

## Schwimmen für die psychische Gesundheit: Rachels Kaltwasser-Schwimmkur

Das Schwimmen für die psychische Gesundheit ist letztendlich der Leidenschaft, dem Engagement und der Vision einer Frau zu verdanken, Rachel Ashe, auch wenn ihr sehr viel daran liegt, das hervorzuheben, was viele andere Menschen dazu beigetragen haben.

„Ich wurde als Baby adoptiert“, erzählte mir Rachel. „Ich bin nicht sicher, ob mich das verletzbarer gemacht hat als andere, doch ich war wirklich unglücklich.“ Außerhalb ihres häuslichen Umfeldes erlebte sie Missbrauch. „Im Alter von vierzehn Jahren versuchte ich mir das Leben zu nehmen, dann geriet ich an Drogen, denn ich wollte etwas anderes fühlen als tiefe Traurigkeit. Meine Familie gehörte zur Mittelklasse, man bewahrt Haltung und pflegt nicht über Gefühle zu sprechen, ich hatte einfach niemanden, dem ich sagen konnte, wie schlimm alles war.“

Rachel beschreibt die Folgen dieses Traumas: „Mein Selbstvertrauen war schwer angegriffen, ich war nicht mehr in der Lage zu erkennen, wer eine Gefahr darstellt und wer nicht, was zu Vertrauensproblemen, Distanzierung, Albträumen, Schlafstörungen, Schwierigkeiten in der Schule und dann später an der Universität und danach auch beruflich führte.“ In der langen Litanei ihrer psychischen Gesundheitsprobleme gibt es die posttraumatische Belastungsstörung, die ängstlich-vermeidende Persönlichkeitsstörung, die emotional instabile Persönlichkeitsstörung sowie Sozialängste und Depressionen. Um damit fertigzuwerden, ging sie in Therapie, praktizierte Laufsport und nahm Medikamente, die ihr von psychiatrischer Seite verschrieben wurden, einschließlich Neuroleptika, Zopiclon, Diazepam und Antidepressiva. Sie befasste sich auch mit Meditation, Atemübungen und anderen Achtsamkeitspraktiken, doch diese verschlimmerten ihre Gefühle des Abgekoppeltseins nur. Und sie versuchte es mit Selbstmedikation durch illegale Drogen.

Nichts von all dem funktionierte jedoch wirklich – bis sie mit dem Kaltwasserschwimmen begann.

„Es war wirklich verdammt kalt“, erinnert sie sich. „Es fühlte sich an, als würde meine Haut brennen und ich wollte sofort wieder raus.“ Doch obwohl sie nur weniger als eine Minute im Wasser stand, spürte sie, wie beim Verlassen des Meeres eine unglaubliche Ruhe über sie kam. Nach dem ersten Schwimmen war sie sofort Feuer und Flamme. In jenem Jahr schwamm sie weiterhin jeden Monat.

Durch die Gewöhnung an den Schock des kalten Wassers gewannen Körper und Seele Einfluss auf das parasympathische Nervensystem, wodurch die Herzfrequenz gesenkt und die Stressreaktion verringert wurde, und das wirkte sich gleichermaßen auf vergangene und auf gegenwärtige Ereignisse aus. Das Schwimmen im kalten Wasser kann unser Bewusstsein von dem permanenten, häufig negativen Gedankenkarussell ablenken und erdet uns körperlich im Hier und Jetzt.

Es half Rachel auch, wieder erfreulichere Erfahrungen aus ihrer Jugend in Portobello zuzulassen, einer kleinen Vorstadt von Edinburgh am Meer, wo ihre Leidenschaft für Orte mit Wasser begann. „Ich schlief jede Nacht mit dem Rauschen der Wellen ein und spielte als Kind bei jedem Wetter am Strand. Ich erinnere mich daran, wie ich als kleines Mädchen während eines Herbststurms durch die Pfützen auf der Promenade tanzte. Es regnete so stark, dass es richtig dunkel war. Ich war bis auf die Haut durchnässt und habe mich nie glücklicher gefühlt. Als Kind waren Picknicks, Spaziergänge, Schwimmen im Regen, umsurrt von kleinen Fliegen, nicht ungewöhnlich. Ich gehörte zu den Kindern, die immer nass wurden, was auch immer wir machten. Ich liebte Wasser und Schlamm geradezu leidenschaftlich."

Schwimmen im kalten Wasser „hilft mir heute, mit mir selbst, mit anderen und mit der Natur in Kontakt zu kommen", sagt Rachel. „Es hilft mir, mich geerdet und stark zu fühlen. Wenn ich mich ängstlich und ausgegrenzt fühle, dann wirkt kaltes Wasser fast sofort. An schlechten Tagen möchte ich wirklich im Wasser bleiben, weil ich mich dort so ganz anders fühle. Es zwingt mich, in meinem Körper präsent zu sein. Es gibt nichts anderes als die Kälte. Die Wirkung setzt meistens ein, wenn ich den Strand entlang laufe. Ich spüre meine Fußsohlen auf dem Sand. Ich spüre den Wind. Und anstelle dieses Gefühls, als würde mein Geist umherwandern, spüre ich, wie Geist und Körpers eins und wieder zu etwas fähig sind."

Zwei Jahre nach dieser „lebensverändernden" Therapie fühlt sie sich jetzt stark, wie eine höher entwickelte, gesündere und geheilte Erwachsene in der Blüte ihres Lebens. „Ich kann jetzt sagen, ich bin kreativ, fantasievoll, ehrgeizig und leidenschaftlich. Mein Gesicht war eine Maske mit einem künstlichen Lächeln, ich wollte nicht, dass jemand weiß, wie verkorkst ich mich innerlich fühlte. Es war anstrengend."

Doch für Rachel war das Schwimmen selbst nur ein kleiner Teil des großen Ganzen. Noch wichtiger war, dass sie Hunderte von anderen Menschen für das Kaltwasserschwimmen und seine Vorzüge durch die Gründung von Mental Health Swims (zu Deutsch etwa: „Schwimmen für die psychische Gesundheit") begeistern konnte. Es ist eine Gemeinschaft, die „jeden Menschen mit offenen Armen empfängt und fördert, um – ungeachtet von Figur, Hautfarbe, Alter, Hintergrund, Geschlecht, sexueller Orientierung und Fähigkeiten – die Heilkraft des kalten Wassers und der Gemeinschaft zu genießen."

Sie beschreibt die Organisation mit typischer Untertreibung und Bescheidenheit als „lockere Gruppe, die vom kurzen Bad bis zum Schwimmen langer Strecken alles mag und stolz darauf ist, die Gemeinschaft zu

Nichts von all dem funktionierte jedoch wirklich – bis sie mit dem Kaltwasserschwimmen begann.

pflegen, nicht den Wettbewerb. Wer teilnimmt, kann sich am Strand unterhalten oder in den Untiefen schwimmen, was immer am besten passt."

Doch in Wirklichkeit ist Mental Health Swims sehr viel mehr als das. Der erste Beitrag in den sozialen Medien im September 2019 führte dazu, dass sich ihr 30 Menschen zum Schwimmen anschlossen. Ihr Antrieb, der auf dem Wunsch beruhte, „dieses Vergnügen möglichst vielen Menschen zugänglich zu machen", entwickelte sich zu einer landesweiten Organisation mit mehr als 100 ehrenamtlichen Gruppen und mehr als 300 Schwimmveranstaltungen, die schon Tausenden von Menschen die Freuden und Vorzüge des Schwimmens im Freien nahebringen konnte.

Rachel schlussfolgert: „Ich glaube, mein Leben wurde durch die Gründung einer Gemeinschaft verändert – mehr noch als durch das Schwimmen –, die alle willkommen heißt, wie gut oder schlecht auch immer sie sich fühlen mögen, und das hat wirklich etwas bewirkt. Ich wollte einen sicheren Raum für Menschen schaffen, einen Ort, an den sie kommen können, ohne beurteilt zu werden oder sich zu schämen."

## „Ein Meer aus stiller Euphorie": Von der linken zur rechten Gehirnhälfte umschalten

Die Ursache der tiefgreifend verändernden Wirkung von Kaltwasserschwimmen auf die Psyche liegt derzeit außerhalb der Reichweite der Neurowissenschaften. Der tiefste Einblick – und jener, mit dem ich einer Erklärung am nächsten gekommen bin –, entstammt den außergewöhnlichen Erfahrungen und der Arbeit der amerikanischen Neurowissenschaftlerin Jill Bolte Taylor.[49] Bei der Arbeit in einem neurowissenschaftlichen Labor an der Harvard Medical School erlebte sie, was sie als „Nirwana" beschrieb, einen Durchbruch in Bezug auf die Funktionsweise des Gehirns. Sie erlebte dieses Nirwana anlässlich eines Schlaganfalls – ein Ereignis, das sie in ihrem TED-Talk mit mehr als 25 Millionen Klicks sowie in ihrem Bestseller *Mit einem Schlag* (Knaur 2021) dokumentierte.

Aufgrund ihrer Forschung und Erfahrung ist Bolte Taylor der Meinung, dass das Gehirn unser „Selbst" kreiert, indem es vier unterschiedliche Zellgruppen kombiniert, sogenannte Charaktere, die anatomisch beschrieben werden können – zwei aus der linken und zwei aus der rechten Gehirnhälfte, man spricht auch vom linken und rechten Gehirn oder der linken und rechten Hemisphäre. Die linke Gehirnhälfte, erklärt Bolte Taylor, denkt linear, logisch und methodisch. Sie gibt uns das Gefühl für Zeit und infolgedessen für Vergangenheit und Zukunft. Sie sagt, die linke Hälfte ist „dazu bestimmt, die riesige Collage des Augenblicks aufzunehmen, und es beginnt mit der Auswahl von Einzelheiten und von noch mehr Einzelheiten aus diesen Einzelheiten." Die linke Seite „ordnet dann all diese Informationen zu und gliedert sie, bringt sie mit allem in Verbindung, was wir in der Vergangenheit je gelernt haben, und projiziert alle unsere Möglichkeiten in die Zukunft." Da die linke Gehirnhälfte laut Bolte Taylor logisch und rational in Form von Sprache denkt, verbindet sie uns und unsere Innenwelt mit der Außenwelt.

Die linke Gehirnhälfte wird in zwei Teile untergliedert, einen rationalen Teil und einen, der auf Angst basiert. Ein Teil legt die Grenzen unserer Körperlichkeit fest und erschafft das Ich-Gefühl, das es uns ermöglicht, mit der Außenwelt zu interagieren und zu kommunizieren. Der zweite Teil integriert alle diese Einzelheiten, projiziert sie in die Zukunft und schützt uns, indem er Angst erzeugt.

Unsere rechte Hemisphäre dagegen denkt in Bildern und lernt kinästhetisch, also durch Tiefenwahrnehmung und Berührung oder durch die Bewegung des Körpers. „Information in Form von Energie strömt simultan durch alle unsere sensorischen Systeme ein", fasst Bolte Taylor in ihrem millionenfach angeklickten TED-Talk zusammen, „und explodiert dann zu dieser riesigen Collage, die den gegenwärtigen Augenblick abbildet, wie er aussieht, riecht, schmeckt, sich anfühlt und anhört. Ich bin ein Energie-Wesen, das durch das Bewusstsein meiner rechten Hemisphäre mit der gesamten Energie verbunden ist, die mich umgibt. Wir alle sind Energie-Wesen, die durch das Bewusstsein der rechten Hemisphäre als eine menschliche Familie miteinander verbunden sind."

Kreativität und Empathie entstammen der rechten Gehirnhälfte, die ebenfalls in zwei Teile gegliedert ist: Der eine ist auf den Augenblick fokussiert, der andere auf das Einfühlungsvermögen. Der eine lässt uns Spaß haben, ohne jemals an die Konsequenzen zu denken, die die alleinige

Angelegenheit der linken Hälfte sind. Der andere Teil schenkt uns eine unbegrenzte empathische Verbindung mit dem Universum.

Das Blutgefäß, das in Bolte Taylors Gehirn geplatzt ist, befand sich auf der linken Seite. Es kam zur Bildung eines Blutgerinnsels von der Größe eines Golfballs. „Sobald meine linke Hemisphäre mir sagt ‚ich bin', werde ich getrennt. Ich werde zu einer einzelnen festen Persönlichkeit, getrennt von dem mich umgebenden Energiefluss und getrennt vom Du. Und das war der Teil meines Gehirns, den ich an dem Morgen verlor, als ich meinen Schlaganfall hatte."

Wer sie glaubte zu sein, was und wie sie die Dinge erlebte und beurteilte, wie sie sich von ihrer Umwelt unterschied, auf all das konnte sie sich von einem Moment auf den anderen nicht mehr verlassen.

Obwohl ihr sofort klar war, dass sie einen akut lebensgefährlichen medizinischen Notfall erlebte, sagt sie, ging es ihr merkwürdigerweise großartig. Das sich unaufhörlich drehende Gedankenkarussell und die alltäglichen Sorgen, mit denen ihr Kopf normalerweise angefüllt war, verschwanden. Ihre Wahrnehmung veränderte sich so sehr, dass sie spürte, wie die Atome und Moleküle, aus denen ihr Körper bestand, mit dem Raum um sie herum verschmolzen. Die ganze Welt und alle darin lebenden Wesen waren Teil desselben großartigen Feldes flirrender Energie.

„Meine Wahrnehmung von körperlichen Grenzen war nicht mehr beschränkt darauf, wo meine Haut auf Luft traf … Ich fühlte mich wie ein Geist, der aus seiner Flasche befreit war. Meine geistige Energie schien zu fließen wie ein großer Wal, der durch ein Meer aus stiller Euphorie gleitet."

Hilfe zu bekommen, schien eine unüberwindbare Hürde zu sein, und es folgten eine Operation und acht Jahre Reha-Maßnahmen, bis sie wieder ein normales Leben führen konnte. Die ganze Zeit hindurch war sie von dem Wunsch beseelt, ihre Erkenntnisse mitzuteilen, um Menschen zu helfen, ein friedvolleres Leben mit einem „ausgeglicheneren Gehirn" zu führen, wie sie es nennt. Um dieses Ziel zu erreichen, begann sie Techniken zu fördern, die „einen Schritt nach rechts machen".

Als ich ihren TED-Talk gesehen und sie in Mo Gawdats wunderbarem Podcast *Slo Mo* gehört hatte, war ich beeindruckt von den Parallelen zu meiner eigenen Erfahrung mit der Wirkung von kaltem Wasser: Der

Stillstand des Gedankenkarussells und die verschwundenen Sorgen. Das Umschalten aus Vergangenheit und Zukunft auf die unmittelbare Gegenwart. Meine geistige Energie. Die Euphorie. Auch wenn ich körperlich eher einem gestrandeten Wal gleiche, geistig jedenfalls „gleite ich durch ein Meer der stillen Euphorie“.

Das Kaltwasserschwimmen durchbricht diese endlosen Schleifen und bändigt die Ängste, mit denen uns die linke Gehirnhälfte ständig traktiert, indem es uns ganz und gar in das Hier und Jetzt bringt und ein Gefühl der Verbindung mit den uns umgebenden Menschen und mit unserer Umgebung erzeugt.

## „Ruhiger, sanfter, wieder ganz“: Sams Kaltwasser-Schwimmkur

Wie Rachel fand auch Sam seinen Frieden im kalten Wasser.

Bei dem ehemaligen Angehörigen der Königlichen Marine in der britischen Armee wurde nach neunjähriger Militärdienstzeit die Diagnose PTBS gestellt. „Damit die Schmerzen vergingen“, erzählte er mir, „habe ich Unmengen getrunken. Ich war an einem wirklich finsteren Ort.“

Nach mehreren fehlgeschlagenen Selbstmordversuchen wurde er in eine psychiatrische Einrichtung eingewiesen, wo man ihm so vollpumpte mit Medikamenten, dass er sich an den ersten Monat dort kaum erinnern kann. Mithilfe von Gesprächstherapie-Sitzungen begann er, sich mit den vergangenen Traumata, die seine PTBS ausgelöst hatten, auseinanderzusetzen, aber schließlich hatte er das Gefühl, eher alte Wunden aufzureißen, als sie hinter sich zu lassen. Antidepressiva schlugen ebenfalls nicht an. Da begriff er, dass er etwas Radikales brauchte, etwas mit Sofortwirkung, das für ihn mehr Sinn ergab. Auf der Suche danach begab er sich auf einen Weg der Reflexion, Kontemplation und Selbstfindung.

An einem bestimmten Punkt besuchte er auch einen Kurs in Neurolinguistischem Programmieren (NLP) und in Hypnotherapie, aber „ich fand nicht wirklich Zugang dazu“, sagt er, doch er war fasziniert von einem Mann, der jeden Morgen eine Form von Atemarbeit praktizierte, bevor er in einen mit Eis gefüllten Swimmingpool stieg. „Ich beschloss, das zu versuchen, war zwar skeptisch, aber ich atmete und schwamm drei Runden. Sofort erlebte ich ein Erwachen. Ich wachte auf, nicht in einem religiösen Sinne, sondern ich verspürte ein neues Bewusstsein von Leben, im Hier und Jetzt."

Das war im September 2019.

Nach eigener Auskunft geht Sam seither täglich im kalten Wasser schwimmen. „Ich kenne die gewaltige Wirkung. Ich nehme keine Antidepressiva mehr und trinke auch keinen Alkohol mehr. Nur das kalte Wasser, das hält mich am Leben."

Die Menschen sind immer wieder erstaunt über seine Veränderung. Sie bemerken, dass das kaum mehr derselbe Sam ist, der vorher zwei Flaschen Wein trank und sich einfach alles einwarf, was er kriegen konnte. Er ist eine bessere Version seiner selbst – ruhiger, sanfter, wieder ganz.

„Ich liebe das Kaltwasserschwimmen so sehr, weil es mich sofort in die Gegenwart bringt. Mein Kopf wird frei von allen Sorgen der Vergangenheit und auch aus einer Zukunft, die es noch gar nicht gibt. Ich werde eins mit allem um mich herum. Nie fühle ich mich verbundener mit der Natur und mit mir selbst."

Sams Erfahrungen entsprechen dem, was Jill Bolte Taylor mit dem Umschalten von der linken zur rechten Gehirnhälfte meint, sowie mit dem Gefühl von Neuorientierung, das ich und zahllose andere Menschen beim Kaltwasserschwimmen im Wasser und außerhalb des Wassers erleben. Das kalte Wasser unterbricht die Tendenz, an unseren erschütterndsten und geheimsten Gedanken festzuhalten, und es befähigt uns dazu, den ständigen Kreislauf aus Grübeln, Angst, Trauma und PTBS zu durchbrechen. Wenn wir nach der Herausforderung des Kaltwasserschwimmens wieder auftauchen, stellen wir zwangsläufig fest, dass sich unser emotionaler Zustand von einem furchtsamen und ängstlichen zu einem angeregten und glücklichen verändert hat.

Sam fand nicht nur seinen Frieden im Wasser, sondern auch seine Bestimmung.

Zusammen mit seiner Partnerin, einer Ernährungs- und Atemtherapeutin, entwickelte er eine Therapieform, die Zwerchfellatmung, Meditation und Kaltwasserschwimmen kombiniert. Diese Technik ist die Grundlage ihrer Organisation Breath Connection (auf Deutsch etwa: „Verbindung durch Atmen“), die sie hauptsächlich ins Leben riefen, um Veteranen wie Sam und Soldaten an der Front zu helfen, mit Stress und Angst umzugehen und ihre Traumata zu überwinden.

Sam erklärt:

> *Wir bringen sie in ihren Körper zurück, raus aus dem Kopf. Ich spüre, dass Atemarbeit und kaltes Wasser besonders ideal für Veteranen und aktive Mitglieder der Streitkräfte sind, da beide Praktiken sich auf das Nervensystem auswirken. Arbeitet man regelmäßig mit diesen Techniken, wird der Vagotonus verbessert (die Stimulierung des Vagusnervs und des parasympathischen Nervensystems) und Widerstandskraft aufgebaut. Atemarbeit und Kaltwasserschwimmen dämmen auch Entzündungsherde ein und unterstützen eine bessere Durchblutung sowie den Sauerstofftransport, was ideal für die Ausheilung alter Verletzungen ist.*
> *Hier dreht sich alles um das Hinein- und Herausgehen und darum, dass sie von allen Vorteilen profitieren. Dann haben sie ein Erfolgserlebnis. Sie sind, wie soll ich es sagen, richtig stolz darauf, dass sie das gemacht haben. Sie fühlen sich, als hätten sie den Sieg geholt.*

KAPITEL 12

# „Schwimmen und soziales Miteinander haben mir mehr geholfen, als Tabletten das je getan haben"

## Depressionen und psychische Gesundheit

**Gegen Ende des Jahres 2020** begann ich, einen Teil des Jahres als Anästhesist in Kristiansand in Norwegen zu arbeiten. Trotz der bitteren Kälte ist hier das Schwimmen im Freien auch auf dem Vormarsch. Im Frühjahr 2021 genoss ich mit meiner guten Freundin Solveig einen fantastischen Morgen auf Flekkerøy, der Insel, wo ich mit meiner Familie lebe. Gemeinsam gingen wir fünfzehn oder zwanzig Minuten durch den Wald und kamen an einem Strand mit hinreißendem Meer heraus, das von der Sonne beleuchtet und dessen Farbton türkis war. Seine glatte Oberfläche wurde nur vom Leuchtturm Oksøy und den Felsvorsprüngen des alten metamorphen Gesteins mit seinen charakteristisch gebänderten Schichten unterbrochen. Dahinter lag der endlose Horizont – Schweden im Osten und Dänemark im Süden.

Wir freuten uns über die warmen Getränke aus unseren Thermosflaschen und erzählten uns lachend Geschichten über unsere Erfahrungen mit dem kalten Wasser. Als wir ins Wasser gingen, hatte es „milde" 6,7° Celsius. Also, mild im Vergleich zum Monat davor, als die Temperatur nur bei 0,3° Celsius lag und Eis auf dem Ozean schwamm. Immer noch spürten wir das Brennen der Kälte auf der Haut und dann, das Beste überhaupt, die vertraute Euphorie nach dem Schwimmen. Wir schwammen zweimal und genossen es, denn bei dieser Gelegenheit wurden wir für eine bevorstehende norwegische Fernsehshow gefilmt, und die Produzenten wollten unser Abenteuer einfangen, zuerst mit einer Drohne aus der Luft, dann mit einer Unterwasserdrohne.

Für Solveig war es nicht immer möglich gewesen, solch einfache Freuden zu genießen, denn seit dreißig Jahren leidet sie an einer bipolaren Störung.

Als sechzehnjähriges Mädchen war sie kontaktfreudig und glücklich. Doch dann entwickelte sie plötzlich Schlafstörungen und hatte keine Lust mehr, Zeit mit ihren Freunden zu verbringen. Das war der Beginn ihrer ersten depressiven Phase. Sie dauerte drei Monate. „Ich war glücklich gewesen und hatte das Leben leicht gefunden", sagt sie, „und plötzlich begann ich mich zu fragen, wie es möglich war, überhaupt zu existieren."

Obwohl Solveig in ihrer Teenagerzeit mit Depressionen zu kämpfen hatte, blieb sie immer aktiv und probierte viele Dinge aus, für die sie sich begeisterte. Ein Interesse galt der Schauspielerei. Mit 24 Jahren begann sie jedoch eines Abends während der Vorstellung zu übertreiben. Im Laufe des Spiels riss sie dreist die Rolle der Hauptdarstellerin an sich und begann, andere Mitwirkende mit Schreien und Singen zu übertönen. Das hat man ihr zumindest später erzählt, denn sie kann sich bis heute nicht daran erinnern. Infolge dieses psychotischen Schubs wurde bei ihr eine bipolare, auch als manisch-depressiv bekannte Störung diagnostiziert.

„In den Zwanzigern hatte ich viele psychotische Schübe und im Laufe der folgenden zehn Jahre ging ich in der Psychiatrie oft ein und aus", erzählte sie mir.

Solveigs psychischer Zustand schwankte sehr stark; in den schlimmsten Zeiten hatte sie das Gefühl, gar nicht mehr in ihrem Körper zu sein. Sie schien sich selbst von außen zu sehen. Einmal war sie davon überzeugt, dass sie Teil eines Films war und plötzlich fliegen konnte. Bei einer anderen Gelegenheit hielt sie sich für ein UFO. Und wieder ein anderes Mal zog sie sich aus und lief nackt in einem örtlichen Park herum. „Es scheint so unrealistisch, denn es scheint so weit weg davon zu sein, wie ich heute bin. Doch ich weiß, dass ich mich wie die Herrin der Welt fühlte und wenn ich heute an die Dinge denke, die ich während meiner psychotischen Schübe viele Male gemacht habe, dann sind sie mir unglaublich peinlich."

Am anderen Ende dieser manischen Phasen standen tiefe Depressionen, sodass sie selbstmordgefährdet war. „Ich las die Todesanzeigen und wünschte mir, ich würde meinen Namen dort finden. Ich wünschte mir auch, ich wäre meine Großmutter, denn sie war alt und musste nicht mehr so lange leben. Es war eine schreckliche Zeit. Ich lebte nicht mehr, ich existierte nur noch."

Schließlich kam der Punkt, an dem sie alle ihre Optionen sorgfältig abwog, und zu dem Schluss kam, die einzige Lösung sei eine Überdosis. Als sie 2001 vorübergehend aus der psychiatrischen Klinik entlassen wurde, stellte sie eine Wanne mit Wasser neben ihr Bett und nahm einen nach ihren Worten „ganzen Berg" Tabletten. „Mein Gedanke war, dass ich durch die Tabletten das Bewusstsein verlieren, in die Wanne fallen und ertrinken würde."

Bereits früher am Tag hatte sie ihre Mutter besucht, die beunruhigt und besorgt war und zum Glück zu ihr ging, um nach ihr zu sehen. Als Solveig nicht öffnete, brach ihre Mutter die Tür auf und brachte sie sofort ins Krankenhaus, wo man sie anschließend einer Elektrokonvulsionstherapie unterzog. Dabei wird bei Menschen mit einer schweren Depression elektrischer Strom durch das Gehirn geschickt.

Heute beschreibt sie diese Ereignisse als Wendepunkt.

„Nach den Elektroschocks war ich zwar nicht mehr suizidgefährdet, dennoch hat es viele Jahre gedauert, bis ich gelernt habe, mit der Krankheit zu leben. Ich habe immer noch manische Phasen, aber ich kann besser damit umgehen und bin heute dankbar und glücklich mit meinem Leben."

Ihr Leben dreht sich jetzt um ihren Mann und ihre zwei Kinder, und sie hat eine Lebensweise entwickelt, durch die sie ihre Krankheit unter

Kontrolle hat. „Ich muss jeden Tag planen. Es ist, als wäre das eine produktive Arbeit, auch wenn ich von Sozialleistungen abhängig bin. Ich bin auf Vorhersehbarkeit angewiesen, und es ist wichtig, dass der Kalender nicht zu voll ist. Es ist ein Balanceakt, mit dieser Krankheit gut leben zu können."

Zu den wichtigsten Dingen in ihrem System gehört, dass sie Zeit mit Freunden draußen in der Natur verbringt.

Dann schlug vor einigen Jahren jemand aus dem Freundeskreis vor, im Winter in einem See im Wald in der Nähe ihres Hauses zu schwimmen. Die Freundin hatte mit dem Kaltwasserschwimmen begonnen, als bei ihrem Mann Krebs im Endstadium diagnostiziert wurde. Solveig war skeptisch. Doch mit der Zeit wurde das Schwimmen zu einem wertvollen und wirksamen Teil ihres Tagesablaufs, und der öffentlich-rechtliche norwegische Fernsehsender NRK war ganz erpicht darauf, ihre Geschichte zu erzählen. Und Solveig war genauso erpicht darauf, ihre Erfahrungen mitzuteilen – ebenso wie Sarah, die von ihren Erfahrungen mit Depressionen berichten wollte. Deshalb wurden Solveig und ich an diesem Tag gefilmt, und unser gemeinsames Kaltwasserschwimmen brachte mich in Gedanken zu meinen Anfängen zurück.

## Depressionen und Kaltwasserschwimmen verstehen

Meine Erfahrung, wie großartig ich mich 2004 nach meiner vorsichtigen Runde um das Palace Pier von Brighton gefühlt hatte, weckte meine Neugier und hat mich schließlich dazu gebracht, nach den potenziellen gesundheitlichen Vorteilen des Kaltwasserschwimmens zu suchen und mich eingehender mit der Verbindung zwischen Depressionen und Entzündungsherden zu befassen.

Seither lerne ich eine ganze Menge dazu, sowohl über den Körper als auch über die Psyche und wie sie durch die Auswirkungen des kalten Wassers beeinflusst werden. Mir wurden die Augen geöffnet für die enorme Mannigfaltigkeit des Depressionsgeschehens und verwandter Probleme der psychischen Gesundheit (ganz besonders der Angstzustände), für ihre unzähligen sozialen Ursachen und Auswirkungen, die Schwierigkeiten, sie erfolgreich zu therapieren, und die Art und Weise, wie die pharmazeutische Industrie sich die Bestimmung der Behandlungsabläufe zu eigen gemacht hat.

Wenn wir Ursache und Wirkung einer Krankheit leicht beschreiben können, kann sie auch einfach zu behandeln sein. Bei einer Unterfunktion der Schilddrüse, zum Beispiel, wird weniger Thyroxin gebildet. Dieses Hormon kann durch Thyroxin in Tablettenform ersetzt werden. Doch die meisten Krankheiten haben keine so klar umrissene Ursache und es gibt keine einfache Behandlung. Je komplexer die Ursache ist, desto schwerer behandelbar ist etwas, und das Gehirn ist unvorstellbar komplex.

Im Allgemeinen gehen Depressionen tendenziell mit bestimmten Veränderungen der Gehirn- und Körperfunktion einher, doch es ist von Fall zu Fall unterschiedlich. Es gibt leider nicht die eine Ursache, die auf alle Krankheitsfälle zutrifft. Die Hypothyreose, also die Schilddrüsenunterfunktion, beschreibt die Ursache einer Krankheit – einen Thyroxinmangel –, doch die Depression ist durch ein Symptom-Cluster definiert, auch Syndrom genannt, das ohne weiteren Kontext nur wenige Hinweise auf die Ursache gibt.

Wie in Kapitel 4 besprochen, kommen wir mit den Entzündungsherden einem gemeinsamen kausalen Merkmal bei Depressionen am nächsten.

Bei Menschen, die an Depressionen leiden, lassen sich mit einer um 50 Prozent größeren Wahrscheinlichkeit erhöhte Entzündungswerte nachweisen im Vergleich zu Menschen, die nicht depressiv sind, wie der Messwert des C-reaktiven Proteins (CRP), des entsprechenden Biomarkers im Blut, zeigt. Das heißt allerdings auch, dass noch immer etwa 50 Prozent der Menschen mit Depressionen keinen erhöhten CRP-Wert aufweisen.

Trotz dieses Widerspruchs hatten mein Team und ich das Gefühl, dass es sich lohnen würde, diese Hypothese zu untersuchen.

An einem Morgen im September 2020 versammelten wir vor dem Beginn eines zweimonatigen Kältetherapieprogramms die 27 Teilnehmerinnen und Teilnehmer am Strand. Sie alle litten an Depressionen und / oder einer Angststörung. Mithilfe eines neuen Geräts, das nur einen Tropfen Blut benötigt, bestimmten wir ihren CRP-Wert, bevor sie zum ersten Mal ins Wasser eintauchten. Von 27 hatten 12 einen erhöhten Wert. Nach den zwei Monaten mit achtmaligem Kaltwasserschwimmen testeten wir den CRP-Wert erneut. Nur bei drei der zwölf Personen war der CRP-Wert noch auffällig – bei zwei Teilnehmern war er unverändert hoch, bei einer Person lag er höher als zuvor – aber bei neun war er gesunken. Bei den anderen 15 Probanden war er nur bei einer Person angestiegen, allerdings kaum merklich. Dieses Ergebnis ist eigentlich unlogisch, denn nach allgemeiner Auffassung *erhöht* Stress die Entzündungswerte immer, und das Kaltwasserschwimmen ist definitiv stressig, psychisch wie physisch. Diese kleine Studie scheint also nahezulegen, dass das Eintauchen in kaltes Wasser – wenn es auf vernünftige, kontrollierte Art und Weise geschieht – zumindest keinen negativen Einfluss auf das Entzündungsgeschehen hat, sondern sich vielleicht sogar positiv auswirkt.

Gleichzeitig weist das Ergebnis darauf hin, dass selbst der gemeinsame Nenner, dem wir hinsichtlich der Ursache am nächsten kommen, nicht unbedingt eine Gemeinsamkeit darstellt. Dieses kleine Experiment unterstützt die Hypothese, dass eine einzige Behandlungsmethode, die bei allen funktioniert, also eher unwahrscheinlich ist. Dennoch ist die Bestimmung des CRP-Wertes sinnvoll, denn es gibt Hinweise darauf, dass entzündungsbedingte Depressionen und solche, die nicht durch Entzündungen bedingt sind, auf unterschiedliche Behandlungen auch unterschiedlich ansprechen. Zum Beispiel ergab eine Studie über die Anwendung von Omega-3-Ölen bei Menschen mit einer Depression, dass die Öle zwar keine generelle Wirkung zu haben schienen, doch wenn bei den Betroffenen erhöhte Entzündungswerte vorlagen, wirkten sie besser als ein Placebo.

Gegenwärtig gilt weiterhin das am weitesten verbreitete Prinzip zum Verständnis von Ursache und Behandlung psychischer Gesundheitsstörungen, nämlich ein Ungleichgewicht oder Mangel in der Biochemie des Gehirns. Infolgedessen sind medizinische und nichtmedizinische Therapieansätze, wie eine sportliche Betätigung, die auf die Erhöhung von Serotonin, Dopamin, Noradrenalin oder anderen Neurotransmittern abzielen, ausgerichtet. Es gibt keinen Zweifel, dass Neurotransmitter eine erhebliche Rolle bei der Bestimmung eines psychischen Zustands spielen, doch in Anbetracht der Komplexität von neuronalen Schaltkreisen ist ihr Beitrag nur ein Teil des Ganzen. Es ist, als würde man das weltweite Transportsystem nur anhand des Treibstoffs für Kraftfahrzeuge beschreiben.

Im Gehirn gibt es so viele Zellen wie Sterne in der Milchstraße zu sehen sind, etwa 86 Milliarden. Alle diese Zellen kommunizieren miteinander, was bedeutet, unser Gehirn besitzt die unfassbare Anzahl von einer Billiarde – also $10^{15}$ oder eine Million Milliarden – Verbindungen. Und das ist noch nicht alles. Je nachdem, welcher der hundert verschiedenen Neurotransmitter ausgeschüttet wird, können die Signale weiter verändert werden. Vergleichen Sie das mit den leistungsstärksten Supercomputern der Welt, die etwa 200 Gleitkommaoperationen ($10^{15}$) in der Sekunde durchführen können. Obwohl es nicht möglich ist, das genau zu berechnen, arbeitet das menschliche Gehirn Schätzungen zufolge in der nächsthöheren Dimension – eine Trillion ($10^{18}$) oder einer Milliarde Milliarden Berechnungen in jeder einzelnen Sekunde.

Da das Gehirn gleichzeitig wahrnehmen, interpretieren, speichern, analysieren und umverteilen kann, kann es Informationen, die in mehreren hundert neuronalen Übertragungen enthalten sind, verarbeiten, während ein Computer mit unterschiedlichen Teilen für Verarbeitung und Gedächtnis mehrere Millionen Übertragungen zwischen seinen Komponenten braucht. Als wäre diese unglaubliche geballte Kraft nicht schon außergewöhnlich genug, kann sich das Gehirn auch noch ständig anpassen; diese Fähigkeit wird als Neuroplastizität bezeichnet. Und sie ist hinsichtlich der psychischen Gesundheit sowohl von Vorteil als auch von Nachteil. Von Nachteil deshalb, weil sich auch schlecht funktionierende Schaltkreise entwickeln und so durch die Nutzung verstärkt werden können. Und die Neuroplastizität ist von Vorteil, weil genau diese Schaltkreise eben auch verbessert oder zu zweckdienlicheren Schaltkreisen umgebaut werden können.

Es grenzt wirklich an ein Wunder, dass das Gehirn nicht öfter zusammenbricht.

Trotz dieser komplizierten Konfiguration verbuchen wir psychische Gesundheitsstörungen weiterhin als Ungleichgewicht und Mangelzustand im Gehirn – weil es eben hauptsächlich einfacher ist, eine Handvoll Moleküle zu berücksichtigen als Milliarden von Nervenzellen und Billionen sich ständig verändernder Verbindungen, die sie miteinander eingehen.

Letztendlich beeinflussen unfassbar komplexe Muster elektrischer Aktivität im Gehirn unseren psychischen Zustand, und Neurotransmitter wie Serotonin sind nur passive Vektoren. Und so unfassbar es ist, wir können davon profitieren, wenn wir die Möglichkeiten in Betracht ziehen würden, mit denen sich diese Schaltkreise beeinflussen lassen.

Es ergibt einen Sinn, dass nicht-pharmakologische Therapien die elektrischen Schaltkreise des Gehirns verändern können, da diese Therapien eher auf globaler als auf molekularer Ebene funktionieren. Diese Methoden können zwar sehr unspezifisch sein – wie spazieren gehen, Zeit mit Freunden verbringen oder in einem Chor singen –, aber sie können auch spezifischer auf die Verbesserung der psychischen Gesundheit ausgerichtet sein, sei es eine Kunsttherapie oder eine kognitive Verhaltenstherapie.

Eine Krankheit wie die Depression mit zahlreichen potenziellen Ursachen muss zwangsläufig verschiedene Behandlungsansätze mit Blick auf die entsprechenden Ziele einbeziehen. Wenn wir die genaue körperliche oder psychische Ursache nicht kennen – wenn wir nicht einmal diese Unterscheidung treffen können –, dann sind wir in einem kleinen therapeutischen Dilemma. Es ist unwahrscheinlich, dass die Fokussierung auf ein einziges Ziel auch besonders zielführend ist. Eine andere Option wäre, mehrere individuelle Ziele mit vielen verschiedenen Behandlungsweisen anzusteuern. Da wir jedoch nicht in der Lage sind, die Neurotransmitterwerte im Gehirn zu bestimmen, können wir unmöglich wissen, welche Behandlungsweisen wir nutzen sollen. Eine andere Option ist, eine einzelne Behandlung zu finden, die bei zahlreichen Zielen funktioniert – vorzugsweise eine Maßnahme, die auf die Psyche *und* auf den Körper wirkt.

Kaltes Wasser könnte genau das sein.

Eines von Solveigs Problemen in ihren Zwanzigern war, dass sie ihre Medikamente nicht regelmäßig nahm. Heute versteht sie, dass sie wahrscheinlich immer irgendein Medikament brauchen wird. Seit sie jedoch mit dem Schwimmen im Freien begonnen hat, konnte sie die Anzahl der Tabletten, die sie nehmen muss, reduzieren. Und nach dem Schwimmen fühlt sie sich ruhiger und glücklicher und sie schläft besser.

## Ataraxie: Ruhe und Gelassenheit

Das Kaltwasserschwimmen ist zwar keine vollkommene Heilmethode, geschweige denn eine geeignete Behandlungsform für *alle* Menschen mit Depressionen und Angststörungen, doch aufgrund seiner vielseitigen Wirkungen ist es eine Überlegung wert. Außerdem sollte man es wegen der anderen körperlichen Vorteile in Betracht ziehen, bevor man sich für eine medikamentöse Therapie entscheidet – durch das Kaltwasserschwimmen kann sich eine wie auch immer geartete Verstimmung oder schlechte Laune vielleicht gar nicht erst zu einer pathologischen Depression entwickeln.

Das Schwimmen in kaltem Wasser hat sicher das Potenzial, sowohl kurz- als auch langfristig die psychische Gesundheit zu fördern und die Gefühle von Neuorientierung, Veränderung und Verbindung anzuregen, die Sarah, Kirsti, Solveig und so viele andere beschrieben haben – und die weiterhin durch Umfragen nach dem Schwimmen im Freien sowie durch das Feedback aus den Kursen kontinuierlich bestätigt werden.

Zum Beispiel ergab eine Umfrage, die wir 2019 online bei der Outdoor Swimming Society durchgeführt haben, dass viele Menschen unmittelbar nach dem Schwimmen im Freien eine sofortige Besserung ihrer psychischen Gesundheit empfanden, eine Wirkung, die bis zu einer Woche anhielt. Diese Ergebnisse wurden im *Journal of Medical Internet Research* veröffentlicht und zeigten, dass die Wahrscheinlichkeit eines „gewissen Einflusses“ auf die psychische Gesundheit, auch auf Angstzustände und PTBS, im Vergleich zu „keinem Einfluss“ um das 44-Fache höher lag.

Von den 287 Schwimmerinnen und Schwimmern, die nach eigenen Angaben unter Depressionen litten, sagten fast drei Viertel (68,6 Prozent oder 197 Personen), dass sie mindestens zehn Jahre lang mit Depressionen gelebt hatten. Insgesamt gaben 255 Menschen an, dass das Schwimmen einen positiven Einfluss auf ihre Depressionen hatte, das sind unglaubliche 88,9 Prozent. Im Gegensatz dazu sagten nur 24 Personen oder 8,4 Prozent, dass es zu keinen Veränderungen ihres Zustands kam. Interessanterweise äußerten 87,5 Prozent der Befragten (251 Personen), dass sich ihre Symptome kontinuierlich verringerten, wenn sie regelmäßig schwammen. Die Wirkung des Schwimmens hielt bei der Hälfte der

Durch das Kaltwasserschwimmen kann sich eine wie auch immer geartete Verstimmung oder schlechte Laune vielleicht gar nicht erst zu einer pathologischen Depression entwickeln.

Schwimmerinnen und Schwimmer „stundenlang“ an, bei einem Viertel sogar ein oder zwei Tage, und es gab einen beträchtlichen Anteil von 9,7 Prozent, bei denen die Wirkung eine Woche oder länger anhielt. Ähnliche Grade der Wirksamkeit wurden auch bei Menschen festgestellt, die zur Linderung ihrer Angstzustände oder aufgrund einer posttraumatischen Belastungsstörung schwammen.

Ebenso kam es in einer Studie[50] mit finnischen Winterschwimmerinnen und -schwimmern zu einem positiven Ergebnis bei den „Werten von Kraft und Aktivität“, während bei einer Studie, die wir mit den Beteiligten am Pool2Pier-Schwimmen in Brighton machten, eine Zunahme von Kraft und Selbstwertgefühl sowie eine Abnahme von negativen Teilwertigkeiten, inklusive Anspannung, Ärger, Depressionen, Verwirrung und Stimmungsschwankungen, zu verzeichnen war.

Vor nicht allzu langer Zeit betreute ich an einem Vormittag die Kaltwasseraktivitäten einer Gruppe von dreißig 16- und 17-jährigen norwegischen Schülerinnen und Schülern, die dann in einem örtlichen See ins Wasser gingen. Obwohl es für sie das erste Kaltwasserschwimmen war, zeigten ihre Werte auf dem Umfragebogen zur Selbstbeurteilung von Stimmung und Befindlichkeit eine eindeutig positive Tendenz.

Ich bin mir zwar ziemlich sicher, dass die entzündungshemmende Wirkung des Schwimmens im Freien entscheidend zur Wirkung auf unsere Gesamtgesundheit beiträgt, doch ich glaube nicht, dass damit allein erklärt werden kann, wie es durch die wenigen Minuten im kalten Wasser zu einer Veränderung von Körper und Geist kommt. Zweifelsohne ist ein Teil der Euphorie auf die Freisetzung von „Glückshormonen“ wie Adrenalin, Noradrenalin, Dopamin, Oxytocin und Serotonin zurückzuführen.

Doch meiner Meinung nach ist die auffallendste und grundlegendste Veränderung zwischen vor und nach dem Schwimmen nicht einfach nur das Hochgefühl. In Norwegen pendele ich die 16 Kilometer zum Krankenhaus, in dem ich arbeite, mit dem Fahrrad. Jeden Morgen gönne ich mir einen schnellen Abstecher zu einem wunderschönen See, der direkt auf meiner Strecke liegt. Wenn ich dort ankomme, geht es in meinem Kopf zu wie in einem Bienenstock und mein Körper fühlt sich angespannt und schwer an. Aber es klappt immer: Nach dem Schwimmen bemerke ich beim Abtrocknen ein willkommenes Gefühl von Klarheit, Stille und Lockerheit. Wenn ich dann auf meiner letzten Etappe den Hügel hinunterfahre, empfinde ich eine Leichtigkeit, möglicherweise sogar eine Schwerelosigkeit. Es fühlt sich fast so an, als würde ich über meinem Rad schweben.

In ihrem Buch *Blue Spaces* (auf Deutsch etwa: „Blaue Räume", nur in englischer Sprache erhältlich) bezieht sich Catherine Kelly auf die Worte von jemandem, der das Wasser auf ähnliche Weise erlebt: „Ich fühle mich wie ein winzig kleiner Tropfen, der in der unermesslichen Weite schwebt. Meine Winzigkeit hat nichts mit Bedeutungslosigkeit zu tun. Ganz im Gegenteil, ich fühle mich dadurch als gleichwertiger und wichtiger Teil eines großen Ganzen."

Auf die Frage, was ihnen das Schwimmen im Freien gibt, äußern Menschen wiederholt diese Empfindungen: „Es ist, als würde man sich von Spinnweben befreien" und „Die Ruhe nach dem Schwimmen ist das beste Gefühl". Immer wieder fallen Worte wie Verbundenheit, Friede und Klarheit. Jemand sagte einmal zu mir: „Schwimmen im Freien bringt dich ganz woandershin und befreit deinen Geist."

Es ist tatsächlich so. Man gelangt an einen ganz anderen Ort, wenn auch nicht so weit entfernt, wie es manchmal scheint. Man wird auf die andere Seite seines Gehirns gebracht, was offenbar weit genug entfernt ist. Dank Jill Bolte Taylor wissen wir, dass intensive körperliche Empfindungen die Aktivität der linken Gehirnhälfte reduziert zugunsten der rechten Seite, sodass, wie ein Schwimmer berichtet, „ich nur an die Kälte, das Hochgefühl und daran, über Wasser zu bleiben, denken kann, wenn die Wassertemperatur einstellig ist. All die belanglosen Sorgen über die Arbeit und die lästigen Pflichten haben keinen Platz mehr."

Die Philosophie hat den Ruf, abstrakt und für die meisten Menschen, die keine Zeit für Intellektualität haben, zu komplex zu sein. Lassen Sie mal den Namen Nietzsche in einem Gespräch fallen und Sie haben direkt Ihre Zuhörerschaft verloren. Doch manche seiner größten Erkenntnisse waren das Ergebnis seiner direkten Beobachtung der graubraunen Bergrinder, in die er ganz vernarrt war, als er in den Schweizer Alpen lebte. Ihre Lebensbedingungen waren nicht optimal, das Leben war für sie oft unangenehm. Doch bei starkem Regen und intensivem Sonnenschein, wenn Fliegen auf den Nasen landeten und die schweren Glocken am Hals scheuerten, zeigten sie weder Ungeduld noch Ärger. Es hatte auch nicht den Anschein, als würden sie unter Neid leiden oder verpassten Gelegenheiten nachtrauern. Sie schienen auch keine Rachepläne zu hegen oder sich vor der Zukunft zu fürchten. Er hatte das Gefühl, dass sie den Zustand der Ruhe und Gelassenheit erreicht hatten, den die Griechen als *ataraxia*, also Ataraxie, bezeichneten: Seelenruhe, Gelassenheit oder Unerschütterlichkeit.

Obwohl ich verstandesmäßig – mit meiner linken Gehirnhälfte – immer noch nicht weiß, was Ataraxie genau bedeutet, verstehe ich mit meiner rechten Gehirnhälfte instinktiv, wie sie sich anfühlt. Wenn ich aus dem Wasser komme, kann ich mich vollkommen mit der geduldigen, ruhigen, wiederkäuenden Kuh identifizieren. Ich erlebe eine kurze, willkommene und therapeutische Atempause, bevor ich wieder in die Realität der Arbeit im Krankenhaus eintauche. Letztendlich ist das Kaltwasserschwimmen vielleicht kein „Heilmittel" oder auch kein vollständiger Ersatz für Medikamente, aber es kann die konventionellen Behandlungen ergänzen und als wirksames Therapeutikum für eine bessere psychische Gesundheit und ein allgemeines Wohlbefinden funktionieren – eine regelmäßige Wellness-Dusche, die radikale Veränderungen für die Seele, den Körper und das Selbstverständnis mit sich bringen kann.

# Schlussfolgerung

## Seien Sie Wasser

In den Jahren 2020 und 2021 konnte die Outdoor Swimming Society ihr wunderbares Massenschwimmen wegen der durch COVID-19 bedingten Einschränkungen nicht durchführen.

Stattdessen organisierte sie am 21. Juni 2021, der Sommersonnwende, mit sozialem und geografischem Abstand eine virtuelle Veranstaltung, die entsprechend als „Das längste Schwimmen am längsten Tag“ bezeichnet wurde.

Insgesamt 700 Erwachsene und Kinder aus 21 verschiedenen Ländern der Welt nahmen daran teil. Das Motto lautete: „Jeder Schwimmstil, jeder Ort, jede Entfernung, jedes Alter.“

Ich erzählte meinem Sohn Ib von dem bevorstehenden Ereignis. Er und ich waren gerade am Strand und bereiteten uns auf eines unserer Winterschwimmen vor. Er sah auf und zeigte auf eine kleine Insel, die etwa 180 Meter entfernt war. „Können wir um die herumschwimmen?“

„Perfekt“, antwortete ich.

Es würde sein längstes Freiwasserschwimmen und unser längstes gemeinsames Schwimmen sein.

Der Mittsommer lag vor uns und damit kamen Wolken und Schauer. Aber das ist nicht der Punkt. Unter Beobachtung meines ältesten Sohnes Erik und vom Bellen unseres Schnauzers Lego begleitet, wateten wir ins Wasser und legten los.

Es war ruhig. Mithilfe seiner Flossen kam Ib geschmeidig und schnell im Wasser voran. Wir unterhielten uns dabei. Wir genossen die Schönheit, die uns umgab – die Kühle des Wassers, den Klang unserer gleichmäßigen Schwimmzüge, den Blick auf die über uns fliegenden Vögel und die schiere Freude an der körperlichen Aktivität. Unser Schwimmen über insgesamt etwa einen halben Kilometer dauerte gerade einmal 20 Minuten.

Wir gingen am Ende aus dem Wasser, beflügelt von dem gemeinsamen Familienmoment und dem Hochgefühl, welches das kalte Wasser hinterlassen hatte. Wir rundeten alles mit einer heißen Schokolade mit Sahnehäubchen und Marshmallows ab.

Ich bin äußerst neugierig. Zu den Dingen, die mich hauptsächlich antreiben, gehört Neugier. Ich möchte so viel wie möglich über das Leben, das Universum wissen und überhaupt alles verstehen. Doch manchmal wird mir klar, dass es wichtiger ist, kurz mit der Frage nach dem Warum aufzuhören und schlicht zu akzeptieren, dass etwas einfach ist.

Die Magie des kalten Wassers ist ein solcher Moment.

Wenn wir ins kalte Wasser gehen, spüren wir intuitiv seine Kraft, ein zunehmendes Gefühl von Staunen und Respekt, was durch unsere individuelle Erfahrung im Wasser verstärkt wird. Wir können andere ermutigen, ebenfalls diese Erfahrung zu machen, um zu sehen, ob sie davon in gleicher Weise beeinflusst werden.

Wasser ist weich und doch kraftvoll, flüssig und dynamisch, fließend, ruhig, bedächtig.

Da wir die herrlich widersprüchlichen, komplexen, vielschichtigen Wesen sind, die wir nun einmal sind, würden wir gut daran tun, den Rat der sich zum Philosophen gewandelten Kung-Fu-Ikone und des Action-Helden Bruce Lee zu beherzigen, der uns freundlich daran erinnert: „Sei Wasser, mein Freund."

Vielleicht werden wir durch einen Prozess, der wie Wasser in unsere Wissenslücken fließt, zu verstehen beginnen, was geschieht. Dann wieder mag es, genau wie bei der Magie, unmöglich sein, den Zusammenhang von Physik, Physiologie und Neurowissenschaften zu verstehen, der unserer Beziehung zu kaltem Wasser zugrunde liegt. Dennoch werden wir in der Lage sein, uns weich, stark und widerstandsfähig zu fühlen, wenn wir fließen und uns im Fluss des Wassers bewegen.

Vielleicht ist magisch ja nicht ganz das richtige Wort.

Dann alchemistisch.

Wasser hat transformierende Kräfte.

Wir gehen als Mensch hinein und kommen als bessere Version unserer selbst heraus. Unedles Metall wurde zu Gold. Neu orientiert, transformiert und tiefer verbunden.

Für mich ist die Beruhigung meines Geistes und die Erleichterung meiner Sorgen immer etwas, das der Mühe wert ist. Ich verlasse das Wasser ruhiger und gütiger. Ein Kollege beschrieb mich einmal als „sehr Zen". Gleichzeitig macht mich das Kaltwasserschwimmen aber auch schneller. Manchmal wird mir bei der Arbeit bewusst, dass mein Energieniveau höher ist als das der Menschen in meinem Umfeld. Nicht weil ich mehr Dringlichkeit oder mehr Stress empfinde, sondern weil sich meine Gliedmaßen und mein Geist dank des Wassers gelockert haben. Dieser unbewusste Energieschub macht, dass ich mich im Operationssaal geschmeidiger und schneller bewegen kann.

Bei den anderen Schwimmerinnen und Schwimmern, die ich in diesem Buch porträtiert habe, hat die Aktivität eine tiefgreifendere Wirkung. Sie sind ganz normale Menschen, die ziemlich außergewöhnliche Erfahrungen gemacht haben.

Candice, die buchstäblich ein Loch im Kopf hatte, wurde wieder physiologisch heil und ganz und ausgeglichen.

Rob, der im Alter von 20 Jahren ein körperliches Wrack war, ist nun ganz offiziell ein Ironman.

Solveigs Krankheit hatte sie einst im Griff, jetzt hat Solveig ihre Krankheit im Griff.

Kirsti veränderte sich von einem traurigen zu einem glücklichen Menschen, von einer zögerlichen Stubenhockerin zu einer gefeierten Eiskönigin.

Rachel, die sich abmühte und unter einem Mangel an Selbstvertrauen litt, ist seither mit den Menschen und der Natur verbunden, sie ist geerdet und stark.

Sam wollte sich das Leben nehmen, doch jetzt hilft er anderen, das Beste aus ihrem eigenen Leben zu machen.

Caroline, deren äußerliche Veränderung offensichtlicher ist, hat sich aus einer psychischen Sackgasse an einen Ort voller Hingabe und Einsatz begeben.

Sarah hat erfolgreich ihre Tabletten abgesetzt und ist nun die Mutter, die sie immer sein wollte.

Martin – steif, voller Schmerzen und ein Schwarzmaler – ist jetzt eins mit seinem Körper und genießt die Erfahrung des Hochgefühls, das ihm das Kaltwasserschwimmen gibt, sowie die gesundheitliche Perspektive, die er einmal für unmöglich hielt.

Grant, einst einsam mit seinen Schmerzen und eingesperrt von seinen psychischen Gesundheitsproblemen, konnte seine verlorenen Wurzeln wiederfinden, wurde wieder beweglich und hat seine Schmerzen besser unter Kontrolle.

David, der auf andere Weise in seinem Körper eingesperrt und auf seinem Stuhl gefangen ist, hat einen Weg der Erleichterung gefunden, auf dem er sich frei und ohne Schmerzen bewegen kann.

Und Beth leidet nicht mehr in stickigen, abgedunkelten Zimmern. Sie hat gelernt, ihrer Beeinträchtigung zu entkommen und sich letztendlich in das offene kalte, klare Wasser zu wagen.

# Weiterführende Literatur und Ressourcen

Auf den folgenden Seiten finden Sie wissenschaftliche Artikel, Videos, Internetseiten, Organisationen und Bücher zum Thema.*

**Artikel**

Britton, Easkey, and Ronan Foley. „Sensing Water: Uncovering Health and Well- Being in the Sea and Surf." *Journal of Sport and Social Issues* 45, no. 1 (June 2020/February 2021): 60–87. https://doi.org/10.1177%2F0193723520928597

Buijze, Geert A., Inger N. Sierevelt, Bas C. J. M. van der Heijden, Marcel G. Dijkgraaf, and Monique H. W. Frings-Dresen. „The Effect of Cold Showering on Health and Work: A Randomized Controlled Trial." *PloS ONE* 11, no. 9 (2016): e0161749-e

Collier, Naomi, Heather Massey, Mitch Lomax, Mark Harper, and Michael Tipton. „Cold Water Swimming and Upper Respiratory Tract Infections." *Extreme Physiology & Medicine* 4 (2015): A36

Cummings, I. „The Health and Wellbeing Benefits of Swimming Report." *Swim England* (2017). https://www.swimming.org/swimengland/health-and-wellbeing-benefits-of-swimming

Denton, Hannah, and Kay Aranda. „The Wellbeing Benefits of Sea Swimming. Is It Time to Revisit the Sea Cure?" *Qualitative Research in Sport, Exercise and Health* 12, no. 5 (2020): 1–17

* Anm. d. Verlags: Nicht alle im englischen Originaltitel genannten Publikationen sind auch auf Deutsch erschienen, teilweise wurde die Auflistung an den deutschsprachigen Raum angepasst.

Denton, Hannah, Charlie Dannreuther, and Kay Aranda. „Researching at Sea: Exploring the 'Swim-along' Interview Method." *Health & Place* 67 (January 2021): 102466

Foley, Ronan. „Swimming as an Accretive Practice in Healthy Blue Space." *Emotion, Space, and Society* 22 (February 2017): 43–51

Gundle, Leo, and Amelia Atkinson. „Pregnancy, Cold Water Swimming, and Cortisol: The Effect of Cold Water Swimming on Obstetric Outcomes." *Medical Hypotheses* 144 (November 2020): 109977

Harper, Mark. „Extreme Preconditioning: Cold Adaptation through Sea Swimming as a Means to Improving Surgical Outcomes." *Medical Hypotheses* 78, no. 4 (April 2012): 516–19

Li, Qing, Toshiaki Otsuka, Maiko Kobayashi, Yoko Wakayama, Hirofumi Inagaki, Masao Katusmata, Yukiyo Hirata et al. „Acute Effects of Walking in Forest Environments on Cardiovascular and Metabolic Parameters." *European Journal of Applied Physiology* 111, no. 11 (November 2011): 2845–53

Massey, Heather, Ngianga Kandala, Candice Davis, Mark Harper, Paul Gorczynski, and Hannah Denton. „Mood and Well-Being of Novice Open Water Swimmers and Controls During an Introductory Outdoor Swimming Programme: A Feasibility Study." *Lifestyle Medicine* 1 (November 2020): e12

Mole, Tom B., and Pieter Mackeith. „Cold Forced Open-Water Swimming: A Natural Intervention to Improve Postoperative Pain and Mobilisation Outcomes?" *BMJ Case Reports* 2018 (2018)

Stephens, Richard, John Atkins, and Andrew Kingston. „Swearing as a Response to Pain." *Neuroreport* 20, no. 12 (August 2009): 1056–60

Tipton, Michael. „The Initial Responses to Cold-Water Immersion in Man." *Clinical Science* 77, no. 6 (December 1989): 581–88

Tipton, Michael, N. Collier, Heather Massey, Jo Corbett, and Mark Harper. „Cold Water Immersion: Kill or Cure?" *Experimental Physiology* 102 (August 2017): 1335–55. https://physoc.onlinelibrary.wiley.com/doi/abs/10.1113/EP086283

van Tulleken, Christoffer, Michael Tipton, Heather Massey, and Mark Harper. „Open Water Swimming as a Treatment for Major Depressive Disorder." *BMJ Case Reports* 2018 (August 2018)

White, Mathew P., Lewis R. Elliott, Mireia Gascon, Bethany Roberts, and Lora E. Fleming. „Blue Space, Health and Well-Being: A Narrative Overview and Synthesis of Potential Benefits.“ *Environmental Research* 191 (December 2020): 110169

## Videos

„100 Days of Vitamin Sea“, Beths wunderbarer Film über Ihre Migräne und die positiven Auswirkungen des Kaltwasserschwimmens: *www.vitaminsea-film.com*

Matt Baker, „The Countryfile Calendar Year“, Vorstellung des Outdoor Swimming Club in Brighton: *www.youtube.com/watch?v=-1rh-QLhMr0*

„Brave the Chill“, von Chill UK (*chilluk.org*), *www.youtube.com/watch?v=Rzk7gN6Ma68&app=desktop*

„The Cold Water Swim Cure – Ocean Therapy“, Pechakucha-Vortrag über die Vorteile des Kaltwasserschwimmens: *www.pechakucha.com/presentations/the-cold-water-swimming-cure-ocean-therapy*

Fin and Jack Davies, „Hydrotherapy: Overcoming a Life Changing Illness through Wild Swimming“, Friction Collective, ein wunderschöner Film über Laura Sanderson und ihre Fibromyalgie: *www.youtube.com/watch?v=9Oe5Qnip9Bs*

Mark Harper, „The Healing Madness of Sea Swimming“, Head Talks: *www.headtalks.com/healing-madness-sea-swimming-by-mark-harper*

„Sea Swimming Is 'Amazing' for Mental Health and Menopause“, BBC, eine Reportage im britischen Fernsehen über die ersten Kaltwasserschwimmkurse: *www.bbc.com/news/av/uk-england-devon-53851253*

„A Soothing Swim“, BBC One, ein kurzer Film über das Programm von Chris van Tulleken (der Arzt, der keine Medikamente mehr verschreibt), in dem auch Sarah vorgestellt wird: *www.bbc.co.uk/programmes/p047z13f*

## Internetseiten und Organisationen

Im deutschsprachigen Raum wenden sich Interessentinnen und Interessenten, die sich über die Möglichkeiten des Kaltwasserschwimmens in ihrer Region informieren möchten, beispielsweise an ihre örtliche Lebensrettungsgesellschaft, etwa DLRG, ÖLRG und SLRG, sowie an Schwimm- und Triathlonvereine vor Ort, die dazu oft Auskunft geben können.

Als Suchbegriffe für Informationen im Internet bieten sich Begriffe wie „Kaltwasserschwimmen“ oder auch „Winterschwimmen“ an.

Wer im südlichen Oberbayern zu Hause ist, findet einen deutschen Ableger der „Blaumeisen“ unter dem Suchbegriff „Starnberger See Bluetits“ sowie Informationen und Kontaktdaten.

Auch in den sozialen Medien lassen sich Kontakte knüpfen und Menschen finden, die über einschlägige Informationen und/oder sogar Erfahrungen verfügen und diese vielleicht gerne weitergeben würden.

Auch wenn sich die Internetseite von *The Art of Manliness* nicht explizit dem Kaltwasserschwimmen verschrieben hat, so findet man dort doch zahlreiche Informationen über Gesundheitsthemen und das Leben in der Natur; Informationen aus dem dazugehörigen Podcast sind auch in dieses Buch eingeflossen: *www.artofmanliness.com*

Bei *Chill UK* ist auch der Autor anzutreffen: *https://chilluk.org*

Die Zeitschrift *Outdoor Swimmer* bietet zahlreiche Informationen zum Schwimmen im Freien: *https://outdoorswimmer.com*

## Bücher

Cox, Lynne und Martha Kaplan: *Swimming to Antarctica: Tales of a Long-Distance Swimmer*. New York: Harvest Books, Harcourt, 2004

Deacon, Anna und Vicky Allan: *Taking the Plunge: The Healing Power of Wild Swimming for Mind, Body and Soul*. Edinburgh: Black and White Publishing, 2019

Deakin, Roger: *Waterlog*. London: Vintage Books, 2000

Dickson, Paul: *The Official Rules*. Mineola, NY: Dover Publications, 1979/2013 (Das Buch hat nichts zu tun mit Schwimmen, aber ist eine gute Quelle für zuverlässiges Wissen, etwa die Regel von Agnes Allen, dass man in alle Situationen leichter hineingerät als man wieder herauskommt.)

Gooley, Tristan: *Die geheimen Zeichen des Wassers: Wie man den Verlauf eines Flusses interpretiert, das Wetter anhand der Wellen vorhersagt – und weitere längst vergessene Fähigkeiten*. München: riva, 2018

Heminsley, Alexandra: *Leap In: A Woman, Some Waves, and the Will to Swim*. London: Windmill Books, 2018

Kelly, Catherine: *Blue Spaces: How & Why Water Can Make You Feel Better*. London: Welbeck Publishing, 2021

Laing, Olivia: *To the River: A Journey Beneath the Surface*. Edinburgh: Canongate Books, 2011

Landreth, Jenny: *Swell: A Waterbiography*. London: Bloomsbury, 2017

Minihane, Joe: *Floating: A Return to Waterlog*. London: Duckworth Books, 2017

Nichols, Wallace J.: *Blue Mind. Wie Wasser uns glücklicher macht*. Stuttgart: Hirzel, 2020

O'Mahony, Seamus: *Can Medicine Be Cured? The Corruption of a Profession*. New York: Apollo Publishers, 2019 (Auch in diesem Buch geht es nicht ums Schwimmen; es ist eine faszinierende und objektive Bestandsaufnahme, wohin sich die moderne Medizin entwickelt.)

Parr, Susie: *The Story of Swimming. Stockport*, UK: Dewl Lewis Publishing, 2011 (Meines Erachtens das beste Buch über die Geschichte des Schwimmens.)

Rew, Kate: *Wild Swim*. London: Guardian Books, 2008 (Ein wunderbares Buch mit Hinweisen zu vielen Orten, wo es sich fantastisch schwimmen lässt.)

Russell, Richard: „A Dissertation on the Use of Sea Water in the Diseases of the Glands: Russell, Richard Particularly the Scurvy, Jaundice, King's-evil, Leprosy, and the Glandular Consumption", London: R. Owen, 1760

Russell, Richard: „The Economy of Nature in Acute and Chronical Diseases of the Glands", London: John and James Rivington, James Fletcher, 1755

Shapton, Leanne: *Bahnen ziehen*. Berlin: Suhrkamp, 2012

Sprawson, Charles: *Schwimmen – eine Kulturgeschichte*. München: Piper, 2004

Starr, Rob: *From Starr to Starrfish*. Kibworth, UK: The Book Guild Publishing, 2013

Start, Daniel: Wild Swimming. Freshford, UK: Wild Things Publishing, 2013 (Ein Wegweiser zu guten Orten zum Schwimmen.)

Taleb, Nassim Nicholas: *Antifragiliät. Anleitung für eine Welt, die wir nicht verstehen*, München: Pantheon, 2018

Thomson, William: *The Book of Tides*. London: Quercus Publishing, 2016 (Ein wunderschön illustriertes Buch über Gezeiten, Untiefen und Strömungen.)

Tsui, Bonnie: *Warum wir schwimmen*. Hamburg: HarperCollins, 2022

# Danksagungen

Wo soll man anfangen und – erst recht – wo aufhören, um all den Menschen zu danken, die in irgendeiner Weise zu diesem Buch beigetragen haben? Es ist schier unmöglich. Ich habe aus dem Sachverstand, der Erfahrung, der Großzügigkeit, der Zeit, der Unterstützung, der Freundschaft, der Ermutigung, der harten Arbeit, den gemeinsamen Abenteuern im Wasser und den Abenden in der Kneipe von zu vielen Menschen geschöpft, als dass ich sie alle erwähnen könnte. Obwohl ich versuchen werde, jeden zu nennen, werde ich einige doch übersehen. Dafür bitte ich um Entschuldigung – selbst das Schwimmen im Freien kann die Auswirkungen von immer mehr Lebensjahren auf meinen mittelalten Geist nicht gänzlich rückgängig machen.

Zuallererst geht mein Dank an Mark Tauber, meinen Verleger, dass er mich ausfindig gemacht hat und mir die Gelegenheit gab, dieses Buch zu schreiben. Bei meiner Tätigkeit als Rettungsschwimmer arbeitete ich im Geiste immer an meinem großen Roman, kam jedoch nie über einen halben Satz hinaus. Ich glaube, ich eigne mich mehr dazu, ein Buch über das Kaltwasserschwimmen zu schreiben. Mein Dank geht auch an Miles Doyle, dessen redaktionelle Beiträge absolut unverzichtbar waren, um das Buch lesbar zu machen. Unsere gemeinsame Arbeit fühlte sich nach einer echten Zusammenarbeit an. Dann kam Jeff Campbell des Wegs, dessen aufmerksames Lektorat das Buch nochmals voranbrachte. Vielen Dank an Eva Avery, mein verlegerisches Wunder, die mit so vielen Details so kompetent umging und das Buch in die Regale brachte. Und an den Rest des Teams bei Chronicle – Cecilia Santini, Beth Weber, Tera Killip, Brooke Johnson und Michelle Triant: Die harte Arbeit, das Vertrauen und die Unterstützung von euch allen hat mich mit Demut erfüllt.

Die Lektüre von Mike Tipsons Forschungsarbeit ließ mich zum ersten Mal ahnen, dass das Kaltwasserschwimmen therapeutisch genutzt werden könnte. In der Folge führte uns sein Beitrag, sein Zuspruch und seine Unterstützung dorthin, wo wir heute stehen. Ganz zu schweigen von seiner Bereitschaft, meine Promotion so sachkundig zu betreuen.

In der Forschung geht es vor allem um Teamarbeit, und diesbezüglich war ich sehr dankbar für die unermüdliche Mitwirkung vieler Menschen, doch ganz besonders für die Konzeption, Durchführung und Analyse der Studien von North Devon und Portsmouth: Heather, Amy, Hannah, Naomi und Naomi.

Der Schlüsselmoment bei all dem war, Patientinnen und Patienten tatsächlich dazu zu bewegen, ins Wasser zu steigen, damit eine klinische Studie über das Schwimmen im Meer als Therapieform bei Angstzuständen und Depressionen durchgeführt werden konnte. In dieser Hinsicht habe ich in erster Linie Mike Morris dafür zu danken, dass er die Kaltwassertherapie durch seine Kompetenz, Überzeugungskraft und Ausdauer ins Leben rief – ich bezweifle, dass wir diesen Augenblick sonst je hätten erleben können. In nicht einmal einem Jahr stieg die Anzahl der Menschen von null auf mehr als zweihundert, die jede Woche sicher und mit erstaunlichen Resultaten in die Fluten stiegen. Nicht zu vergessen ist Chris van Tulleken, „der Arzt, der keine Medikamente mehr verschreibt", der Sarahs Geschichte einem nationalen Publikum bekanntmachte (sowie einem internationalen, da das Programm in Norwegen verfügbar ist). Doch es gibt viele weitere Menschen, die hart dafür gearbeitet haben, um das zu erreichen, dazu gehören auch Bruce, Sam, James, Ashley, Caroline und Active Devon, ein gemeinnütziger Verein mit der Vision, dass alle Bewohnerinnen und Bewohner von Devon lebenslang aktiv bleiben.

Ganz besonders muss ich auch Scott und David danken, meinen beiden so unglaublich geduldigen „Wegbereitern" für die Forschung, die an meiner Seite sind, seit ich vor fast 20 Jahren in Brighton zu arbeiten begann.

Und dann ist da noch der Schwimmverein Brighton, der mir den Zugang zur See öffnete. Es erfüllt mich mit Demut, wie viel Zeit und Energie die Freiwilligen aufwenden, um ihn am Laufen zu halten: Jasper, der zuerst vorschlug, ich solle selbst mal versuchen, im Meer zu schwimmen, und Nigel, der dafür sorgte, dass ich fit genug blieb, um das Beste daraus zu machen.

Ganz zu schweigen von den wunderbaren Menschen, mit denen ich seit dem Schwimmen befreundet bin. Ganz besonders dankbar bin ich all jenen, die viele Morgen- und Abendstunden damit verbracht haben, meinen Horizont mithilfe von starkem Kaffee und gutem Bier zu erweitern: Malcom, Ali, Paul, Bob, Bob, Lindy, Batch, Mike (am Tresen), Sara und Mark. Und natürlich jenen, die für diese „Schmiermittel“ sorgen: den Brauereien und Kaffeelieferanten.

Es gibt auch noch die für die Sicherheit zuständige Gruppe bei SeaSure, die Kurse für all jene zusammenstellt, die sonst keine Chance hätten, im Meer zu schwimmen: Charlotte, Sam, Fiona und Charlie.

Von absolut zentraler Bedeutung für das Buch sind die außergewöhnlichen und freimütig erzählten Geschichten der Männer und Frauen, die ihr Leiden leicht und mit Entschlossenheit und Anpassungsfähigkeit ertragen haben. Ohne sie hätte etwas Wesentliches gefehlt. Ich danke von Herzen all jenen, die dazu beigetragen haben, deren Geschichten dieses Buch prägen: David, Candice, Sarah, Kirsti, Caroline, Grant, Rachel, Martin, Solveig, Rob, Beth, Andy, Dennis, Sam und Stan.

Ich fühle mich unglaublich privilegiert, dass ich einen so freundlichen, unterstützenden, schwer arbeitenden, humorvollen und fachkundigen Kollegenkreis in der Anästhesie um mich habe, sowohl in Brighton, als auch in Kristiansand – es sind viel zu viele, als dass man sie einzeln nennen könnte. Es war auch ein absolutes Vergnügen, so viel Zeit mit den Wirbelsäulenchirurgen Mike, Mike (Colin) und Flo zu verbringen – nicht nur im OP-Saal, sondern auch bei unserer gemeinsamen Vorliebe für gutes Essen, Getränke und Musik (von BBC 6).

Schließlich – und am meisten – danke ich meiner Familie. Der Grund, warum ich das Vertrauen hatte, einen etwas unkonventionellen Weg im Leben und in der Arbeit zu beschreiten, ist das starke Gefühl von Liebe und Sicherheit, dass ihr mir immer vermittelt habt. Meine Herkunftsfamilie Mama, Papa, Nick und Adam. Meine erweiterte Familie Jane und Graham und meine eigene Familie: Renate, Erik, Oskar, Ib, unser Hund Lego sowie Mildred und Louis, unsere Katzen.

# Quellenangaben


1. Richard Russell, A Dissertation on the Use of Sea Water in the Diseases of the Glands: Particularly the Scurvy, Jaundice, King's-evil, Leprosy, and the Glandular Consumption (London: R. Owen, 1760), 47, https://books.google.no/books?id=NSHa5u76G08C&printsec=frontcover&hl=no&source=gbs_ge_summary_r&cad=0#v=onepage&q&f=false
2. Zitate von Sarah aus den ersten beiden Folgen von: *The Doctor Who Gave Up Drugs* von Chris van Tulleken, BBC One, ausgestrahlt am 15.9.2016, https://www.bbc.co.uk/programmes/b0b4nxwt. Die komplette Serie ist online leider nicht mehr verfügbar, aber der Clip „A Soothing Swim" unter: https://www.bbc.co.uk/programmes/p047z13f
3. Robert Macfarlane, „Patron Statement", *Outdoor Swimming Society*, May 2008, https://www.outdoorswimmingsociety.com/patron-statement
4. Adam Nicolson, The Sea Is Not Made of Water: Life Between the Tides (London: William Collins, 2021)
5. Easkey Britton and Ronan Foley, „Sensing Water: Uncovering Health and Well-Being in the Sea and Surf", *Journal of Sport and Social Issues* 45, no. 1 (June 2020/February 2021): 60–87, https://doi.org/10.1177%2F0193723520928597
6. Mathew P. White et al., „Associations Between Green/Blue Spaces and Mental Health across 18 Countries", *Scientific Reports* 11, no. 8903 (April 2021): 1–12, https://doi.org/10.1038/s41598-021-87675-0
7. Linda Wasmer Andrews, „Can 'Blue Space' Provide Therapeutic Benefits?", *Psychology Today,* 22.3.2019, https://www.psychologytoday.com/us/blog/minding-the-body/201903/can-blue-space-provide-therapeutic-benefits
8. Linda Wasmer Andrews, „Can 'Blue Space' Provide Therapeutic Benefits?", *Psychology Today,* 22.3.2019, https://www.psychologytoday.com/us/blog/minding-the-body/201903/can-blue-space-provide-therapeutic-benefits

9. Mark Stevens et al., „Better Together: How Group-Based Physical Activity Protects Against Depression“, *Social Science & Medicine* 286 (October 2021), https://doi.org/10.1016/j.socscimed.2021.114337
10. Zitate von Mary Cane, Mary Powell, Sarah Saunders und Hilary Townley aus: „Winter Nymphs 2016 Kenwood Ladies Pond“, Hampstead Heath, Swimming Ponds, April 2016, https://www.hampsteadheath.net/swimming-ponds
11. Swim England, „Key Swimming Statistics and Findings“, November 2020, https://www.swimming.org/swimengland/key-swimming-statistics
12. Julianne Holt-Lunstad, Timothy B. Smith und J. Bradley Layton, „Social Relationships and Mortality Risk: A Meta-Analytic Review“, *PLOS Medicine* 7, no. 7 (July 2010): e1000316, https://doi.org/10.1371/journal.pmed.1000316
13. Macfarlane, „Patron Statement“
14. Macfarlane, „Patron Statement“
15. Julie Bosman, „This Is the Story of a Man Who Jumped into Lake Michigan Every Day for Nearly a Year“, *New York Times*, 11.6.2021, https://www.nytimes.com/2021/06/11/us/lake-michigan-coronavirus.html
16. Ian Fleming, *Liebesgrüße aus Moskau,* Crosscult, 2013
17. Huseyin Naci und John P.A. Ioannidis, „Comparative Effectiveness of Exercise and Drug Interventions on Mortality Outcomes: Metaepidemiological Study“, *British Journal of Sports Medicine* 49, no. 21 (November 2015):1414–22, https://doi.org/10.1136/bjsports-2015-f5577rep
18. Salim S. Virani et al., „Heart Disease and Stroke Statistics – 2020 Update: A Report from the American Heart Association“, *Circulation* 141, no. 9 (3.3.2020): e139-e596, https://doi .org/10.1161/CIR.0000000000000757
19. Diego Peretti et al., „RBM3 Mediates Structural Plasticity and Protective Effects of Cooling in Neurodegeneration“, *Nature* 518 (Januar 2015): 236–39, https://doi.org/10.1038/nature14142
20. Ian Fleming, *Liebesgrüße aus Moskau,* Crosscult, 2013
21. Jonathan Stone et al., „Acquired Resilience: An Evolved System of Tissue Protection in Mammals“, *Dose Response* 16, no. 4 (Dezember 2018), https://doi.org/10.1177 /1559325818803428

22. Mohadeseh Gilak-Dalasm, Maghsoud Peeri und Mohammad Ali Azarbayjani, „Swimming Exercise Decreases Depression-like Behaviour and Inflammatory Cytokines in a Mouse Model of Type 2 Diabetes", *Experimental Physiology* 106, no. 9 (September 2021), https://doi.org/10.1113/EP089501
23. Caroline Williams, „Is Depression a Kind of Allergic Reaction", *The Guardian*, 4.1.2015, https://www.theguardian.com/lifeandstyle/2015/jan/04/depression -allergic-reaction-inflammation-immune-system
24. Paul Dickson, *The Official Rules* (Mineola, NY: Dover Publications, 1979/2013)
25. Richard Stephens, John Atkins und Andrew Kingston, „Swearing as a Response to Pain", *NeuroReport* 20, no. 12 (2009): 1056–60, https://doi.org/1097/WNR.0b013e32832e64b1
26. David G. Blanchflower and Andrew Oswald, „Unhappiness and Pain in Modern America: A Review Essay, and Further Evidence, on Carol Graham's Happiness for All?" *Journal of Economic Literature* 57, no. 2 (November 2017): 385–402, https://doi.org/10.3386/w24087
27. Margee Kerr and Linda Rodriguez McRobbie, *Ouch! Why Pain Hurts, And Why It Doesn't Have To* (London, Bloomsbury, 2021)
28. Arthur J. Barsky, „The Paradox of Health", *New England Journal of Medicine* 318 (February 1988): 414–18, https://doi.org/10.1056/NEJM198802183180705
29. Elisabet Kvarnstrom, „Depression and Opioid Use: Recognizing the Need for Dual Diagnosis Treatment", Alta Mira Recovery Programs, Juli 2017, https://www.altamirarecovery.com/blog/depression-opioid-use-recognizing-need-dual-diagnosis-treatment
30. Y Nagao, et al., „Effect of the Color of Analgesics on Therapeutic Results", *Shikwa Gakuho* (April 1968): 139–142
31. E. C. Huskisson, „Simple Analgesics for Arthritis", *The British Medical Journal* 4, no. 5938 (Oktober 1974): 196-200
32. Marjolein Hanssen, et al., „Optimism Lowers Pain: Evidence of the Causal Status and Underlying Mechanisms", *Pain* 154, no. 1 (Januar 2013): 53–58

33. David Ayers, Patricia Franklin, and David Ring, „The Role of Emotional Health in Functional Outcomes after Orthopaedic Surgery: Extending the Biopsychosocial Model to Orthopaedics“, *Journal of Bone and Joint Surgery* 95, no. 21 (6.11.2013): e165, https://doi.org/10.2106/JBJS.L.00799
34. Die meisten Zitate von Beth stammen aus dem Film *100 Days of Vitamin Sea* (www.vitaminseafilm.com), einige wenige sind nur in einem noch unveröffentlichten Artikel des Autors zu finden.
35. WHO, „Global Health Estimates: Life Expectancy and Leading Cause of Death and Disability“, 2020, https://www.who.int/data/gho/data/themes/mortality-and-global-health-estimates
36. Michael H. Depledge und William J. Bird, „The Blue Gym: Health and Wellbeing from Our Coasts“, *Marine Pollution Bulletin* 58, no. 7 (Juli 2009): 947–48, https://doi.org/10.1016/j.marpolbul.2009.04.019
37. G. E. R. Lloyd (Hrsg.), *Hippocratic Writings* (New York: Penguin, 1950/1978)
38. Andrea Elysse Messer, „Your Brain with a Migraine: Effect of Electric Currents“, *Science News.* Juni 2018, https://www.sciencedaily.com/releases/2018/06 /180627160334.htm
39. P. J. Goadsby, L. Edvinsson, and R. Ekman, „Vasoactive Peptide Release in the Extracerebral Circulation of Humans During Migraine Headache“, *Annals of Neurology* 28, no. 2 (August 1990), https://doi.org/10.1002/ana.410280213; und P.J. Goadsby et al., „A Controlled Trial of Erenumab for Episodic Migraine“, *New England Journal of Medicine* 377 (30.11.2017), https://doi.org/10.1056/NEJMoa1705848
40. Lundbeck Foundation, https://lundbeckfonden.com/en/the-brain-prize
41. Mark Pellegrino, „Dr. Pellegrino's Advice for Exercising with FM, Fibromyalgia Action UK, 13.5.2018, https://www.fmauk.org/information-packs-mainmenu-58/booklet-mainmenu-135/28-general-information/information-booklet/228-dr-pellegrinos-advice-for-exercising-with-fm
42. Andreas Goebel et al., „Passive Transfer of Fibromyalgia Symptoms from Patients to Mice“, *Journal of Clinical Investigation* 131, no. 13 (Juli 2021): e144201, https://doi.org/10.1172/JCI144201
43. Nikki Marshall, „Fibromyalgia Flattens Me. Here's What Helps Me Cope with Constant Pain“, *The Guardian*, 30.6.2021, https://www.theguardian.com/australia-news/commentisfree/2021/jun/30/fibromyalgia-flattens-me-heres-what-helps-me-cope-with-constant-pain

44. Brigida Barberio et al., „Prevalence of Symptoms of Anxiety and Depression in Patients with Inflammatory Bowel Disease: A Systematic Review and Meta-Analysis“, *The Lancet* 6, no. 5 (März 2021): 359-70, https://doi.org/10.1016/S2468-1253(21)00014-5
45. „Prof. John Hermon-Taylor Obituary“, *The Times* (London), 18.11.2021, https://www.thetimes.co.uk/article/professor-john-hermon-taylor-obituary-2kl7x6rpg
46. „What Is Posttraumatic Stress Disorder“, American Psychiatric Association, https://www.psychiatry.org/patients-families/ptsd/what-is-ptsd; „Post-Traumatic Stress Disorder“, National Institute of Mental Health, https://www.nimh.nih.gov/health/statistics/post-traumatic-stress-disorder-ptsd; „How Common Is PTSD in Adults?“, National Center for PTSD, https://www.ptsd.va.gov/understand/common/common_adults.asp
47. „Post-Traumatic Stress Disorder (PTSD)“, *Mind*, Januar 2021, https://www.mind.org.uk/information-support/types-of-mental-health-problems/post-traumatic-stress-disorder-ptsd-and-complex-ptsd/symptoms
48. Lawrence Robinson, Melinda Smith und Jeanne Segal, „Emotional and Psychological Trauma“, HelpGuide, Februar 2020, https://www.helpguide.org/articles/ptsd-trauma/coping-with-emotional-and-psychological-trauma.htm
49. Informationen über und Zitate von Jill Bolte Tayler aus: Jill Bolte Taylor, *My Stroke of Insight* (New York: Penguin, 2008/2016); Jill Bolte Taylor, „My Stroke of Insight“, TED, February 2008, www.ted.com/talks/jill_bolte_taylor_my_stroke_of_insight?language=en; und Jill Bolte Taylor, Interview mit Mo Gawdat, SloMo-Podcast, 29.5.2021, https://www.mogawdat.com/podcast/episode/4ccadd7f/dr-jill-bolte-taylor-part-1-meet-the-four-characters-of-the-brain-that-run-your-life
50. Pirkko Huttunen, Leena Kokko, Virpi Ylijukuri, „Winter Swimming Improves General Well-Being“, *International Journal of Circumpolar Health* 63, no. 2 (Mai 2004): 140-44, https://doi.org/10.3402/ijch.v63i2.17700

# Über den Autor

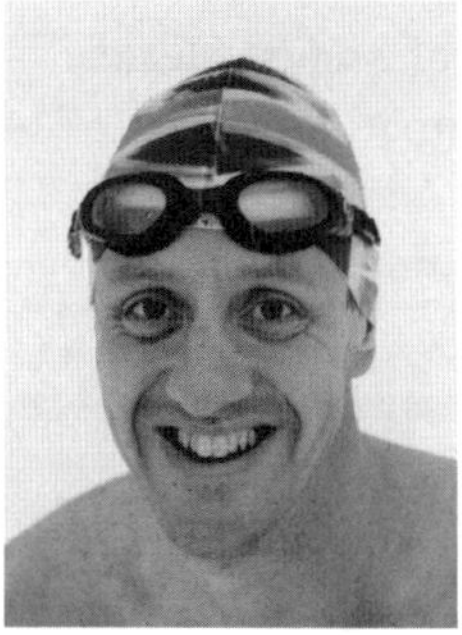

© Kevin Meredith

Dr. Mark Harper ist Arzt und als Anästhesist am Sussex University Hospital in England und am Klinikum Kristiansand in Norwegen tätig.

Er ist einer der führenden Experten auf dem Gebiet des therapeutischen Einsatzes von Hypothermie durch Schwimmen in kaltem Wasser mit einer maximalen Temperatur von 20 Grad.

In einer Dokumentation der BBC wurde er in der Serie *The doctor who gave up drugs* („Der Arzt, der keine Medikamente mehr verschreibt") vorgestellt. Er ist außerdem Gründungsmitglied mehrerer Non-Profit-Organisationen, deren Ziel es ist, Schwimmkurse in offenen Gewässern anzubieten, um die psychische und physische Gesundheit von Patientinnen und Patienten zu verbessern.

Mark Harper lebt mit seiner Familie in England und Norwegen.

Folgen Sie dem Autor:

Twitter und Instagram: *@wildswimdoctor*

Internet: *www.drmarkharper.com*